DAS GEHEIMNIS UNSERER ENERGIE

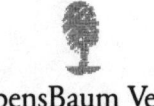

LebensBaum Verlag

„Die einzige Freude auf der Welt ist das Anfangen.
Es ist schön, zu leben, weil Leben Anfangen ist,
immer, in jedem Augenblick."

Cesare Pavese

Copyright © 1994

LebensBaum Verlag GmbH
Postfach 101849
33518 Bielefeld
3. Auflage 1995

Bearbeitung

Hans-Jürgen Zander
Wolfgang Starke

Die Deutsche Bibliothek –
CIP-Einheitsaufnahme

Lange-Ernst, Maria-Elisabeth:
Das Geheimnis unserer Energie :
die wichtigsten natürlichen Quellen für
Leistung und Schutz / Maria-Elisabeth
Lange-Ernst. [bearb. Hans-Jürgen
Zander]. – 2. Aufl. – Bielefeld :
LebensBaum-Verl.-GmbH, 1995
    ISBN 3-928430-03-3
NE: Zander, Hans-Jürgen [Bearb.]

Umschlag

Klei, Bielefeld

Satz

Transform, Oldenburg

Herstellung

Clausen & Bosse, Leck

Maria E. Lange-Ernst

Das Geheimnis

UNSERER ENERGIE

Die wichtigsten
natürlichen Quellen für Leistung
und Schutz

**Co-Enzym Q10
Beta-Carotin ✳ Vitamine C, E
Selen ✳ L-Carnitin**

Inhalt

Einleitung

Neue Nährstoffe haben es schwer...

Jedesmal, wenn ich das spannende Unternehmen starte, einen lebenswichtigen Nährstoff oder eine entsprechende Nährstoffgruppe verständlich und praxisnah aufzubereiten, mache ich unmittelbar zuvor eine kleine Umfrage. Mir liegt daran, das Terrain abzuklopfen und aktuelle Meinungen zu hören.

So machte ich mich jüngst im Kollegenkreis, unter Freunden und Verwandten, bei Passanten in der Fußgängerzone sowie bei einigen Ärzten und Apotheken kundig, wie es um das aktuelle Wissen und die persönlichen Ansichten zum Thema Co-Enzym* Q10 bestellt ist. Vielfach reagierten die Befragten mit erstauntem Kopfschütteln und verständnislosem Achselzucken. Sie hatten noch nie zuvor etwas davon gehört (damit hatte ich gerechnet). Mehrmals begegnete mir die abfällige Bemerkung: „Ach du liebe Güte, was soll denn das schon wieder sein?" Manche sagten: „Q10..., ja da muß die Forschung noch eine Menge abklären, bisher ist doch nichts belegt..." Einige fügten brüsk hinzu: „Das ist doch wieder einmal nichts anderes als Geschäftemacherei. Wer sich abwechslungsreich ernährt, braucht so etwas nicht."

---

* s. S. 153 ff, Erklärung der Fachausdrücke

„Für uns ist Q10 kein Geschäft", erklärte eine Apothekerin, fügte jedoch sehr ehrlich hinzu: „Das soll aber nichts heißen, denn ich verstehe viel zu wenig davon, und die Inserate in den Fachzeitungen machen mich auch nicht klüger." Lediglich ein knapp 50jähriger Mann antwortete klipp und klar: „Vor mehreren Monaten habe ich das Co-Enzym Q10 in den USA kennengelernt, und seitdem schwöre ich darauf. Es soll ja sehr gut fürs Herz sein. Nur schade, daß sich die Kasse bei der Kostenerstattung querstellt und die Präparate so niedrig dosiert sind."

Und L-Carnitin*? Während dieser Stoff für Marathon-läufer, Triathleten und andere Ausdauersportler schon längst ein Begriff sein dürfte, werden sich die meisten Leser fragen: „Erst Co-Enzym Q10 und nun noch diese Substanz - wozu soll das gut sein?"

Angesichts dieser überwiegend entmutigenden Antworten erinnerte ich mich an eine vergleichbare Ausgangssituation, die bereits ein gutes Jahrzehnt zurückliegt. Damals ging es mir um eine Publikation zum Thema Tocopherol*, besser bekannt als Vitamin E. Dieser lebenswichtige Nährstoff wurde damals kurzerhand als „das Vitamin auf der Suche nach einer Krankheit" abqualifiziert, obgleich es bereits über-zeugende Forschungs- und Erfahrungsberichte aus den USA gab. Die Mehrzahl der deutschen Mediziner und Ernährungsexperten wollte von Vitamin E in jedweder Darreichungsform schlicht und einfach nichts wissen. Man hielt sich in Fachkreisen an die beruhigende Aussage, die zuweilen auch noch heute vehement verteidigt wird: „Unter den Voraussetzungen einer landesüblichen gemischten Kost ist die Vitamin E-Versorgung der Bevölkerung ausreichend gesichert." Man ging bei der Beurteilung von Vitamin E davon aus, daß ein erkennbarer Mangel vorliegen müsse, um den Verzehr anzuheben oder die Einnahme von Vitamin E zu rechtfertigen. Das war ein Irrtum, den mittlerweile ungezählte Forschungsergebnisse hinreichend belegt haben, und der beileibe nicht nur auf das Vitamin E als aktiver Zellschutzstoff zutrifft.

Ähnlich erging es kurze Zeit danach dem essentiellen Spurenelement Selen*, das sich mit einer wahren Mauer von Vorurteilen auseinandersetzen mußte. Noch im offiziellen Ernährungsbericht 1988 der Deutschen Gesellschaft für Ernährung (DGE) suchte jeder, der sich näher informieren wollte, das Stichwort Selen vergeblich. Dabei wußte man in Fachkreisen längst, daß es um das Selenangebot in unserer Nahrung hierzulande außerordentlich betrüblich bestellt war.

Zahlreiche Bodenproben zeigten, daß die deutschen Äcker und Weiden als extrem selenarm einzustufen waren. Daran hat sich auch in der Zwischenzeit nichts geändert. Ganz im Gegenteil: der saure Regen wäscht die letzten Selenspuren aus der Ackerkrume hinaus. Wieviel Selen tatsächlich noch in die Nahrungskette gelangt und damit dem menschlichen Organismus zur Verfügung steht, ist heute eine Gleichung mit mehreren Unbekannten. Gemeinsam mit den Vitaminen A, C und E sowie dem Pro-Vitamin Beta-Carotin* stärkt Selen das Abwehrsystem und entschärft die Auswirkungen der allgegenwärtigen Umweltgifte wie Cadmium, Blei und Quecksilber im Körper. Außerdem schützt Selen vor Krebs in vielerlei Form. Und jetzt stehen das Co-Enzym Q10 und L-Carnitin im Kreuzfeuer der Diskussion.

Warum haben es die natürlichen Nährstoffe so schwer, in der Prophylaxe und Behandlung vor den Augen der allmächtigen Hochschulmedizin zu bestehen? Wie kommt es zu dieser folgenschweren Mißachtung der Orthomolekular-, sprich Nährstoffmedizin im weiten Feld der dringend notwendigen Vorbeugung, aber auch Therapie von Zivilisationsleiden?

Allein die Folgekosten von Fehl-, Über- und Mangelernährung betragen mittlerweile mehr als 80 Milliarden DM im Jahr. Auch sie treiben Deutschlands Gesundheitskosten, die letztendlich nichts anderes als Krankheitskosten sind, in schwindelerregende Höhen. Und ein Ende dieser überwiegend hausgemachten Kostenspirale ist nicht in Sicht.

Die atemberaubenden Segnungen des modernen Medizinbetriebs haben uns allen jahrzehntelang das Gefühl vermittelt, ohne eigenes Zutun mit Hilfe ausgeklügelter High-Tech-Methoden wieder zu gesunden, Unmögliches möglich zu machen und jeden eingetretenen Schaden zu beheben. Daß solche Anspruchshaltung einer allumfassenden Versorgung unbezahlbar ist, weiß heute jeder. Also müssen langfristig ausgelegte Sparprogramme diesem Denken und Tun ein Ende bereiten. Für viele Versicherte gehen diese Maßnahmen bis an die Schmerzgrenze. Wer verzichtet schon gern auf Gutes, an das man sich gewöhnt hat?

Andererseits hat sich bei ungezählten Schulmedizin-Gläubigen das Blatt hin zu den sanften, natürlichen Heilweisen gewendet.

Mehr als 80 Prozent der Bevölkerung - so die Statistik - will, wann immer das nur möglich ist, nicht mit Kanonen auf Spatzen schießen. Die Menschen erwarten zu Recht Hilfestellung bei ihren Bemühungen um eine eigenverantwortliche Gesundheitsvorsorge und suchen hier insbesondere allgemeinverständliche Antworten auf ihre vielschichtigen Fragen aus dem Themenkreis: Mehr Gesundheit durch richtige Ernährung.

Am Beispiel des jodierten Speisesalzes lassen sich sowohl die ungeheuerlichen Schwierigkeiten als auch die unverständliche Ignoranz gegenüber lebenswichtigen Nährstoffen hierzulande recht eindringlich darstellen: Jodmangelbedingte Schilddrüsenerkrankungen - das weiß man seit langem - sind durch eine ausreichende Jodzufuhr mit der Nahrung zu verhindern. Mit normaler Kost ist dies aber nicht erreichbar. Daran gibt es landesweit überhaupt keinen Zweifel. Deshalb sollte anstelle des üblichen Kochsalzes nur noch jodiertes Speisesalz verwendet werden. Allerdings verhindert unsere derzeitige lebensmittelrechtliche Gesetzgebung eine breitangelegte Verwendung von Jodsalz im gesamten Lebensmittelbereich.

Als unmittelbare Folge des weitverbreiteten Jodmangels kommt es zu zahlreichen Erkrankungen bis hin zur Entwicklung eines Kropfes. 25 Millionen Deutsche, so der Düsseldorfer Schilddrüsenspezialist Professor Pfannenstiel, sind derzeit mehr oder minder betroffen.

So leiden Kinder, Frauen und Männer hierzulande an einer der überflüssigsten Krankheiten (!) der Welt, deren Behandlungskosten von jährlich mehr als 2 Milliarden DM von der Solidargemeinschaft aufgebracht werden müssen. Mit einer täglichen Dosis von nur 200 Mikrogramm Jod (1 µg = 1 millionstel Gramm) für den Erwachsenen wären nicht allein diese unnötigen Kosten, sondern ebenso eine Fülle von Leid und Einbußen an Leistungsbereitschaft und Lebensfreude relativ einfach abzustellen. Für eine gezielte Jod-mangelvorbeugung sind pro Kopf und Tag weniger als 1 Pfennig erforderlich; und diesen Betrag zahlten die gesundheitsbewußten Bürgerinnen und Bürger mit Sicherheit gern aus der eigenen Tasche, wenn sie nur entsprechend aufgeklärt, also von der Notwendigkeit überzeugt wären.

Schweden bekämpft den Jodmangel bereits seit 40(!) Jahren mit der generellen Jodierung des Speise-salzes. Daraufhin gingen die Kropfleiden in allen Altersgruppen derart zurück, daß sie inzwischen zu einer „Rarität" wurden.

Die Weltgesundheitsorganisation (WHO) empfahl vor mehreren Jahren die ausschließliche Verwendung von Jodsalz so eindringlich, daß sich mehr als 50 Staaten dieser Welt der Vorsorgeaktion anschlossen. Die Bundesrepublik Deutschland gehörte allerdings nicht dazu, sie griff die Anregung nur halbherzig auf. So stehen normales und jodiertes Speisesalz in den Regalen der Supermärkte einträchtig nebeneinander. Etwa die Hälfte aller deutschen Haushalte verwendet inzwischen

regelmäßig jodiertes Salz. Sein Einsatz in der gewerbs-
mäßigen Herstellung von Lebensmitteln in Handwerk
und Industrie bleibt jedoch bis zum heutigen Tage
gering. Jetzt sind angesichts der dringend notwendigen
Sparmaßnahmen im behandlungsbedürftigen Gesundheitswesen die Vorschriften endlich geändert, „um die
Verwendung von Jodsalz zu erleichtern".

Das Bundesministerium für Gesundheit ließ in einer
Pressemitteilung vom 10.03.93 verlauten: „Von wissen-
schaftlicher Seite wird ausdrücklich darauf hingewiesen,
daß der Verzehr von jodiertem Speisesalz gesundheitlich
unbedenklich ist. Risikogruppen, die durch die
Aufnahme von mit Jodsalz hergestellten Speisen
gefährdet wären, gibt es nicht. Dies gilt auch für
Personen mit einer Überfunktion der Schilddrüse sowie
für diejenigen, bei denen sich durch langandauernden
Jodmangel autonome Bezirke der Hormonproduktion
gebildet haben".

Dem bleibt noch hinzuzufügen: Diese wissenschaftlich untermauerte Absicherung ist durchaus nicht
neu. Sie bringt lediglich längst bekannte Fakten auf den
Tisch, die Insider und Gesundheitsbewußte seit langem
kennen. Viele Medizin-Journalisten haben sich am
Thema Jodversorgung buchstäblich die Finger wund-
geschrieben. Nur zu einer längst überfälligen Änderung
der lebensmittelrechtlichen Regelung konnte sich der
Gesetzgeber wider besseres Wissen nicht durchringen.
Die alte Regelung besagt, daß kein deutscher
Verbraucher ungefragt und unaufgeklärt mit einer
zusätzlichen Substanz im Nahrungsangebot „über-

fahren" werden darf. Laut Lebensmittelgesetz bedarf es der präzisen Kennzeichnung, und das bedeutet eine Änderung der bisher geltenden Vorschriften.

Gemessen an der absurden Langzeit-Geschichte um das lebenswichtige Spurenelement Jod sind andere Nährstoffe noch ungleich schlechter dran. Denn hierzulande wird zwar vollmundig von Krankheitsverhütung geredet und die eigenverantwortliche Gesundheitsvorsorge gepriesen, aber an der praktischen Umsetzung hakt es ganz gewaltig. Hier sprechen Zahlen eine unmißverständliche Sprache:

Von den etwa 360 Milliarden DM, die unser moderner Medizinbetrieb pro Jahr verschlingt, werden nur 0,8 bis 0,9 Prozent für Vorsorgemaßnahmen ausgegeben!

Es ist hierzulande allemal leichter, Krankheits- und Behandlungskosten jedweder Art geltend zu machen und damit Aussicht auf Erstattung zu haben, selbst wenn die größte Krankenkasse vehement mit der Gesundheit wirbt, für die sie sich angeblich „stark macht". Und auch die meisten Ärzte tun sich mit der Gesundheitsberatung unglaublich schwer. Das liegt logischerweise an der Tatsache, daß man/frau erst einmal Patientin oder Patient sein muß (und prompt auch so bezeichnet wird), um mit dem Hausarzt ins Gespräch zu kommen. Der zukünftige Arzt wird außerdem in Vorsorgefragen im allgemeinen und in Ernährungsthemen des (noch) Gesunden im besonderen während seines Studiums nicht ausgebildet. Wenn es dennoch geschieht, so werden Beratungsgespräche in der Praxis nur relativ geringfügig honoriert. Um die Wirtschaftlichkeit der Praxis zu gewährleisten, bringen Laboruntersuchungen, Gerätemedizin und der Rezeptblock eindeutig mehr ein als zeitaufwendige Arzt-Patienten-Gespräche.

Was hat letztendlich ein Arzt davon, wenn er die Gesundheit erhält? Das hieße vergleichsweise, einen hungrigen Dackel zu bitten, auf die Wurst aufzupassen. Damit aber nicht genug: In Ernährungsfragen unaufgeklärte Ärztinnen und Ärzte nehmen ihren sogenannten Patienten auch noch den Mut, bestimmte Nährstoffe zur Vorsorge zu nutzen und das Motto zu beherzigen: Ersetzen, was der täglichen Kost fehlt, und diese Präparate aus der eigenen Tasche bezahlen. Die Verunsicherung ist dann komplett, wenn der ärztliche Kommentar auf gezielte Fragen lautet: „Schaden kann das zwar nicht, aber helfen tut's auch nicht" (was keineswegs nur in Ernährungsfragen, sondern vielfach auch im Bereich Ganzheitsmedizin und Naturheilkunde vorkommt).

Der Gesundheitsmarkt boomt. Für Selbstmedikation wird kräftig geworben und als Rückversicherung eiligst der stereotype Satz angefügt: „Fragen Sie Ihren Arzt oder Apotheker". Was geschieht aber, wenn beide nicht auf dem neuesten Stand der Erkenntnis sind oder die notwendige Zeit für ein ausführliches Beratungsgespräch fehlt? Das Verwirrspiel in Sachen Gesundheitsvorsorge endet durch eine starre Haltung im Medizinbetrieb, schlicht gesagt, im Bereich der Ahnungslosigkeit.

Gesundheit ist keine Ware, die man/frau kaufen oder durch eine Versicherung schützen kann. Sie ist ein vordringliches Anliegen, das unser aller aktives Bemühen voraussetzt, Tag für Tag und nach bestem Wissen und Gewissen etwas für die Gesundheit zu tun und nicht - wie landauf, landab üblich - sehr viel dagegen. Das bedeutet schlicht und einfach, umzudenken und dabei

- gewohnte Verhaltensweisen ernsthaft in Frage zu stellen,
- hausgemachte Verunsicherungen zu beseitigen,
- einen krankmachenden Lebensstil zu ändern.

Sicher, das sind sehr allgemeine Überlegungen zu unserem Gesundheitssystem und zu unserem Verhalten in seinem Rahmen. Aber sie zeigen, warum es beispielsweise neue Nährstoffe so schwer haben, unvoreingenommen betrachtet und beurteilt zu werden.

Ich möchte mich jetzt mit Ihnen, liebe Leserinnen und Leser, auf den Weg machen, um zwei neue Nährstoffe und ihre Bedeutung für unser Wohlbefinden zu erkunden: das Co-Enzym Q10 und das L-Carnitin.

Dabei wird es ganz besonders um unseren körpereigenen Energiehaushalt gehen, also um die wichtigsten Grundlagen für unsere Leistungsfähigkeit und den Schutz vor Krankheit. Und wenn wir uns die Abläufe im Energiestoffwechsel vergegenwärtigen, dann muß es auch um mögliche Störfaktoren gehen, z.B. um die negativen Wirkungen der sogenannten freien Radikalen, ein aktuelles und sehr intensiv diskutiertes Thema. Aber beginnen wir mit dem Co-Enzym Q10. Was bewirkt es, und was kann passieren, wenn es uns fehlt?

I

Co-Enzym Q10 - „Zündkerze" der körpereigenen Energiegewinnung

Co-Enzym Q10 gilt laut internationaler Studien als das unverzichtbare Energie-Vitamin für unseren unermüdlich tätigen, aber auch gefährdeten Herzmuskel. Denn Herz-Kreislauf-Leiden sind hierzulande unverändert die Zivilisationskrankheit und Todesursache Nummer 1.

Deshalb die Frage: Was kann Q10 als natürlicher Nährstoff und Nahrungsergänzung*, gegebenenfalls auch in Form eines Medikaments, leisten, um das Herz länger gesund zu erhalten?

> *Professor Dr. Linus Pauling, Vitaminforscher und zweifacher Nobelpreisträger, hat für uns einen praktischen Hinweis parat: "Co-Enzym Q10 ist eine der wichtigsten Entdeckungen der Ernährungswissenschaft in den letzten Jahrzehnten. Co-Enzym Q10 gibt dem Herzen seine natürliche Vitalität zurück. Ich nehme es täglich."*

Immerhin hat Professor Pauling seinen 93sten Geburtstag in erstaunlicher geistiger und körperlicher Frische gefeiert.

Um den Wirkungsmechanismus von Q10 zu verstehen, müssen wir uns etwas ausführlicher mit der Körperphysiologie* auseinandersetzen.

Jede Art von körperlicher und geistiger Tätigkeit erfordert unaufhörlich Energie, oder anders ausgedrückt: Nur mit einem verläßlichen Energieguthaben auf dem (Körper-) Konto befindet sich das Leistungsvermögen in der notwendigen Balance. Das mag auf den ersten Blick als Binsenweisheit erscheinen. Aber wir müssen uns klar machen, daß sowohl die von außen wahrnehmbaren körperlichen und geistigen Leistungen als auch die vielschichtigen, elementaren Abläufe innerhalb des menschlichen Organismus stetig Energie anfordern und verbrauchen. Das gilt selbst im Schlaf oder im Zustand körperlicher Ruhe. Dabei handelt es sich unter anderem um die Herztätigkeit, das Kreislaufsystem, die Verdauung und Atmung oder die Aufrechterhaltung einer stets gleichbleibenden Körpertemperatur.

Mit der Aufnahme von flüssiger und fester Nahrung zahlt der Mensch auf sein Energiekonto ein und sorgt damit für eine mehr oder minder ausgeglichene Bilanz.

Energielieferanten sind bekanntlich Fette und Kohlenhydrate, deren jeweiliges Maß der Energiebereitstellung in Kalorien oder Joule pro verzehrtem Gramm berechnet wird. Eiweißbausteine aus dem Verzehr von Fleisch und Milch sowie Milchprodukten dienen weniger der Energiegewinnung, als vielmehr dem Aufbau und der Regeneration von Körpersubstanz. Diese unverzichtbaren Proteine setzen zudem eine Fülle von Steuerungs- und Wirkstoffen in Gang. Es handelt sich beispielsweise um ungezählte Enzyme*, die zur Verdauung und Verwertung der Nahrung unentbehrlich sind, und - last but not least - um die Hormone*. Der Stoffwechsel des Körpers läßt sich demnach grob in zwei Bereiche unterteilen: den Bau- und den Energiestoffwechsel.

Genauer betrachtet sind es im Eiweiß- und Fettanteil unserer Nahrung vor allem die essentiellen Aminosäuren und die ebenfalls essentiellen, mehrfach ungesättigten Fettsäuren, auf deren Zufuhr der Organismus unbedingt angewiesen ist. Aber um unsere tägliche Kost wäre es noch immer nicht gut bestellt, wenn sie außer genügend Eiweiß, Fett und Kohlenhydraten und dem unverzichtbaren Wasser nicht weitere essentielle Substanzen im Gepäck hätte: die lebenswichtigen Vitamine und Mineralien als Mengen- und Spurenelemente. Denn von dieser insgesamt lückenlosen Versorgung sind reguläre Stoffwechselabläufe und eine Vielzahl von Steuerungs-, Regler- und Schutzfunktionen unmittelbar abhängig.

Die Energiegewinnung aus der Nahrung verläuft auf der Grundlage eines komplizierten Stufenprozesses, denn die vielfältigen Inhaltsstoffe müssen in eine aufnahmegerechte Form umgewandelt werden. Erst diese Vorbereitung ermöglicht die Übernahme der Nährstoffe in den Blutkreislauf mit dem Ziel, unseren 60 bis 100 Billionen Körperzellen alle Nahrungsbestandteile anzuliefern, die jeder Lebensbaustein aus dem vorbeiströmenden Blut anfordert und entnimmt.

Jeder von uns weiß: die Verdauung beginnt bereits in der Mundhöhle durch das Kauen und Einspeicheln der Nahrung. Danach gleitet der Nahrungsbrei portionsweise in den Magen und tritt von dort aus nach unterschiedlicher Verweildauer in den Zwölffingerdarm über. Beim nächsten Schritt gelangt die vorbereitete, angedaute Nahrung in den Dünndarm. Der unverwertbare Anteil wird danach ausgeschieden.

An diesen Abläufen sind eine Vielzahl von Enzymen als unverzichtbare Helfershelfer beteiligt. Sie steuern, zerlegen und verwandeln das Nahrungsgemisch. Aus Eiweiß entstehen Aminosäuren, das Nahrungsfett wird in Glyzerin und Fettsäuren aufgespaltet, und Kohlenhydrate werden in Einfachzucker (Monosaccharide) zerlegt. Erst nach dieser Prozedur kann der Körper mit der Energiegewinnung beginnen oder auch dringend notwendige Reparaturmaßnahmen in Angriff nehmen.

Die eigentliche Energiebereitstellung erfolgt im Innern der 60 bis 100 Billionen Körperzellen. Dazu benötigen unsere kleinsten Lebensbausteine Sauerstoff aus der Atemluft und Nährstoffe, die der Blutstrom anliefert. Als unermüdliche Kraftwerke unseres Billionenheeres von Körperzellen arbeiten die Mitochondrien* in Gestalt stäbchenförmiger oder auch kugeliger

Zellorganellen*. Die körpereigene Energiegewinnung wird häufig mit einem simplen Verbrennungsprozeß verglichen, just so, wie er sich in einem Ofen abspielt. Der Grund dafür ist, daß die angelieferten Nahrungsbestandteile unter der ständigen Gegenwart von Sauerstoff „verbrennen", besser gesagt oxidieren.

Die bei der Oxidation freiwerdende Energie wird im Stoffwechsel verwendet, um eine bestimmte chemische Verbindung aufzubauen, das Adenosintriphosphat, abgekürzt ATP. Diese energiereiche Phosphorverbindung dient dem gesamten Körper als Energielieferant. Sie wird in den Mitochondrien gebildet und dann im Körper, stark vereinfacht gesehen, in der Art eines biochemischen Wechselgelds gehandelt. Es kann überall dort gewinnbringend genutzt, also "ausgegeben" werden, wo gerade Energie erforderlich ist. Denn die zum Aufbau der ATP-Moleküle benötigte und damit in ihnen gespeicherte Energie wird bei ihrer chemischen Aufspaltung wieder frei.*

Störungsfrei und zuverlässig verläuft die Energieproduktion jedoch nur dann, wenn neben Sauerstoff aus der Atemluft alle Nahrungssubstanzen, an die sich der Zellstoffwechsel des Menschen im Verlauf seiner langen Entwicklungsgeschichte gewöhnt hat, in ausgewogener Menge zur Verfügung stehen.

Aber genau hier liegt der bewußte Hase im Pfeffer und ist mehr oder minder für unser Ernährungsdilemma verantwortlich. Wir Deutsche sind ein vom Wohlstand verwöhntes, übersattes Volk. Trotzdem hungern die meisten unter uns nach lebenswichtigen Nährstoffen und ahnen nichts davon. Der uralte Traum vom Schlaraffenland, dem märchenhaften Essensparadies, ist für uns bevorzugte Bewohner eines der reichsten Länder dieser Welt Wirklichkeit geworden, während bei etwa zwei Dritteln der Menschheit Hunger herrscht oder zumindest von regelmäßiger Sättigung keine Rede sein kann. Weil die hochtechnisierten Fertigungsmethoden unserer Nahrungsmittelindustrie und der Wohlstand es ermöglichen, werden wir zu erschwinglichen Preisen reichlich satt. Nur wieviel Wertloses, Veredeltes, Vorgefertigtes und Verfälschtes, Kalorienerleichtertes und Ungesundes stopfen wir dabei gedankenlos in uns hinein? Die mundgerecht vorfabrizierten Wohlstandshappen sind mittlerweile für Ungezählte und bereits von Kindesbeinen an zur täglichen Gewohnheit geworden. Mit einer ausgewogenen, gesunden und bedarfsgerechten Ernährung, die alle etwa 50 elementaren Nährstoffe enthält, hat das nur noch herzlich wenig zu tun.

Dazu ein Beispiel: Wir geben an der Tankstelle leichten Herzens für einen Liter Motoröl mehr aus als für gesundes Pflanzenöl zur Zubereitung unserer Speisen. Wir greifen gedankenlos nach einer Büchse oder Flasche im Regal des Supermarktes, die den Zusatz „rein" auf dem Etikett trägt. Diese Auslobung bedeutet jedoch nichts anderes als vollständig denaturiert. Das Öl wurde während der industriellen

Pressung all seiner natürlichen Wirk- und Begleitstoffe rücksichtslos beraubt. Das oder die auf der Flasche ausgelobten Vitamine wu.den erst nach der Verarbeitung hinzugefügt. In welcher Menge, steht allerdings nicht auf dem Flaschenetikett. Und wer da glaubt, wertvolles Öl nach Hause zu tragen und sich in der Sicherheit wiegt, Salaten und Gemüse etwas Gutes aus der Natur hinzuzufügen, der irrt gewaltig. Allein eine wertschonende Kaltpressung der Ölsaat bewahrt unser Speiseöl vor dem Verlust seiner natürlichen Begleit- und Wirkstoffe, und nur diese hochwertigen Öle können einem Qualitätsvergleich mit jenen Hochleistungsschmierstoffen standhalten, die wir ganz selbstverständlich unserem liebsten Kind, dem Auto, gönnen. Dabei sind die meisten Kaltpreßöle noch deutlich preisgünstiger als die Motoröle von der Tankstelle.

Wir brauchen in unserem Essensparadies viel mehr Durchblick und die Einsicht:

Je mehr Verarbeitungsvorgänge durch industrielle Fertigung, weitere Transportwege und länger andauernde Lagerzeiten die Nahrungsmittel hinter sich haben, um so größer ist das Risiko ihrer Verfälschung.

Darüber hinaus müssen wir uns klarmachen, daß von uns unbemerkt eine stattliche Beigabe von Konservierungsstoffen, Geschmacksverstärkern, Emulgatoren*, Farbstoffen und so manches andere aus der Zauberküche des Chemielabors mit auf dem Teller liegt. Dabei handelt es sich eindeutig um körperfremde Substanzen, selbst wenn jede einzelne dieser Beigaben das Prädikat „unschädlich" trägt. Der menschliche Organismus muß sich notgedrungen damit auseinandersetzen. Er wird mit etwas vollkommen Neuem konfrontiert, das ihm - beziehungsweise seinem Stoffwechsel - Aufgaben stellt, die zuvor nicht bewältigt werden mußten. Bis heute ist auch absolut nicht klar, wie sich die permanente Addition winziger Mengen dieser vom Lebensmittelgesetz im Essen zugelassenen Zusatzstoffe auswirkt. Liegt da nicht die Vermutung nahe, daß eine unzulängliche Anlieferung essentieller Nährstoffe auf der einen und die Mixtur körperfremder Substanzen im Essen auf der anderen Seite die Bereitstellung von Lebensenergie in unseren Zellen auf Dauer empfindlich mindern können?

Nicht umsonst habe ich das Beispiel vom „reinen", denaturierten Speiseöl aufgegriffen, dessen natürliche Inhaltsstoffe durch die hochtechnisierte Heißpressung auf der Strecke bleiben. Naturbelassene, schonend bearbeitete Mais- und Weizenkeimöle enthalten reichlich Co-Enzym Q10. Das ist vergleichsweise sechs- bis zehnmal soviel Co-Enzym Q10, wie es der Verzehr von Fleisch bringt und mindestens vierzigmal soviel, wie gute Butter enthält. Es lohnt sich also, auf Qualität zu achten, damit das Nährstoffangebot im allgemeinen und das von Q10 im besonderen stimmig ist.

In den Kraftwerken unserer Körperzellen - den Mitochondrien - können alle Vorgänge nur dann ausbalanciert ablaufen, wenn die Anlieferung der Nährstoffe reibungslos klappt.

Es zählt zu den erheblichen Fortschritten der letzten Jahrzehnte in Forschung und Praxis, daß im Bereich der gezielten Vorsorge und Therapie von Herz-Kreislauf-Leiden eine ausgewogene Ernährung hohen Stellenwert genießt. Dabei handelt es sich um das Angebot von Vitaminen und Mineralstoffen in Form von Mengen- und Spurenelementen. Besonders wichtig im großen Kreis dieser essentiellen Nährstoffe sind das Magnesium, Vitamin E, Co-Enzym Q10 und L-Carnitin. Sie alle bilden eine der Grundvoraussetzungen für die Erhaltung und Stabilisierung normaler kardiovaskulärer* Leistungen. Ganz besonders wichtig ist dabei das Co-Enzym Q10, jene körpereigene Verbindung, die nachweislich dem Herzen hilft, seine unermüdliche Energieleistung zu erbringen. Außerordentlich hohe Anteile des Co-Enzyms sind in den Mitochondrien des Herzmuskels anzutreffen. Hier übt der Nährstoff seine unstrittige Schlüsselfunktion bei der Energiebildung aus, er ist ein unverzichtbarer Bestandteil der Atmungskette.

Ohne die Gegenwart dieses essentiellen Nährstoffs Q10 wird die Energiegewinnung innerhalb des Zellhaushaltes praktisch lahmgelegt! Bei einer nur mäßigen Anlieferung ist das Energiepotential entsprechend niedrig.

Außerdem spielt das Co-Enzym Q10 als körpereigenes Antioxidans eine wichtige Rolle. Seine Aufgabe ist - ähnlich wie bei allen anderen bekannten Fängersubstanzen freier Radikaler* - den Organismus vor dem Zugriff dieser zellzerstörerischen Molekülbruchstücke zu schützen.

Freie Radikale starten ihre verhängnisvollen Angriffe beispielsweise überall dort, wo Sauerstoff mit Fettsubstanzen Verbindungen eingeht, und das geschieht an allen Ecken und Enden unseres Körpers. Es entstehen daraufhin sogenannte Lipidperoxidationen*, wie wir sie alle aus dem Küchenalltag kennen, wenn Butter, Öle oder Margarine ungeschützt dem Zugriff von Luftsauerstoff ausgesetzt sind. Das Fett wird schlicht und ergreifend ranzig, verbreitet einen penetranten Geruch und hat einen üblen Geschmack. Geschieht dieser Vorgang in und an hochsensiblen Zellwänden, die jeden der kleinsten Bausteine unseres Körpers umschließen oder Zellbestandteile wie die Mitochondrien umgeben, treffen freie Radikale direkt den Lebensnerv der Zellen. Sie verletzen Zellmembranen, zerstören diese und behindern elementare Abläufe, was im Lauf der Zeit zu vorzeitiger Alterung der Zellen führt. Folglich läßt unter diesen Gegebenheiten auch die Bereitstellung von elementarer Energie im Herzmuskel spürbar nach.

Die Energiebereitstellung läßt also zu wünschen übrig, wenn durch freie Radikale natürliche Abläufe gestört werden oder unterbrochen sind. Eine Reihe nationaler und internationaler Studien belegen, daß Entgleisungen und Abweichungen von der normalen Herzfunktion vielfach mit unzureichenden Q10-Blut- und -Gewebekonzentrationen einhergehen. Nicht selten ist eine deutliche Parallele zwischen dem Ausmaß der Erkrankung und dem Rückgang des Q10-Anteils feststellbar. Umgekehrt ausgedrückt heißt das: In zahlreichen Fällen konnten durch eine ausreichende Gabe von Q10-Präparaten Herzleiden spürbar gebessert werden.

Der tägliche Bedarf an Co-Enzym Q10 wird normalerweise mit Hilfe der körpereigenen Synthese* und durch das tägliche Nahrungsangebot bereitgestellt. Aber ähnlich wie bei allen anderen lebenswichtigen Nährstoffen kann bei den heutigen Kostgewohnheiten auch ein latenter Mangel oder besser gesagt eine Unterversorgung mit Q10 vorliegen. Derartige Defizite beruhen auf dem bereits beschriebenen überwiegenden Verzehr von industriegefertigter Kost, wobei insbesondere Konservierungsstoffe unterschiedlicher Herkunft das Q10-Angebot der Nahrungsmittel mindern und sogar zerstören können.

Neben Lipidperoxidationen durch zellzerstörerische Radikale, die das Co-Enzym Q10 direkt angreifen, wird neuerdings ein weiterer Aspekt diskutiert. Dabei handelt es sich um die Medikamentengruppe der Lipidsenker* vom Typ HMG-Co A-Reduktasehemmer*. Diese mindern nicht nur die Cholesterinbildung*, sondern beeinträchtigen zugleich die Co-Enzym Q10-Synthese. So kann es bei der Einnahme von Lipidsenkern passieren, daß sowohl der Arzt als auch der Patient mit der Wirkung der Medikamente zufrieden sind, weil sich die zu hohen Cholesterin-Werte tatsächlich verringern. Aber gleichzeitig sinkt die Herzleistung, und niemand weiß zu sagen, weshalb das so ist.

Noch ein anderer Aspekt kommt erschwerend hinzu: Mit fortschreitenden Lebensjahren sinkt die Q10-Bereitstellung des Körpers immer mehr ab. Und da gerade das Leistungsvermögen des Herzmuskels von einer guten Q10-Versorgung abhängig ist, treten in der zweiten Lebenshälfte verstärkt kardiale Schwächen auf, die oft als schicksalhaft hingenommen werden. Häufig erklären die Ärzte bei unterschiedlichen Klagen und Beschwerden ihrer Patienten: „In Ihrem Alter müssen Sie damit rechnen". Daraufhin nehmen ungezählte Patientinnen und Patienten bereitwillig weitere Medikamente, um die Herztätigkeit zu unterstützen. So stehen in den meisten Fällen das Symptom und Reparaturmaßnahmen, aber nicht die Ursachenfindung und -behandlung im Vordergrund.

Ausgerechnet in einer Lebensphase, die häufig von Medikamenten-Einnahme gekennzeichnet ist, läßt die körpereigene Energie-Synthese spürbar nach und wird in vielen Fällen durch die Wechselwirkung verschiedener Medikamente untereinander zusätzlich erschwert.

Daneben beansprucht die Leber für eine aktive Entgiftungsarbeit beträchtliche Mengen des Co-Enzyms Q10. Bei Einnahme von Medikamenten unterschiedlicher Art muß die Leber neben ihren ungezählten Aufbauleistungen eine Fülle an Mehrarbeit leisten. Fehlt dazu die erforderliche Energiemenge, kann das größte Chemielabor des menschlichen Körpers seinen vielfältigen Aufgaben nur mit Verzögerungen nach-kommen, und das bleibt letztendlich nicht ohne Folgen für die elementare Entgiftungstätigkeit.

Es ist deshalb zwingend notwendig, der Ursache einer Herzleistungsminderung und weiterer physiologischer Einbußen als Folge nachlassender Energiebereitstellung des Körpers gründlich nachzugehen.

Um das Herz-Kreislauf-System optimal zu schützen, sollte sich das Augenmerk verantwortungsbewußter Ärzte verstärkt auf die Energieproduktion und eine damit verbundene befriedigende Co-Enzym Q10-Versorgung richten. Diese Anregung gilt für bereits Erkrankte und die (noch) Gesunden ab etwa dem 40. Lebensjahr, da ab diesem Zeitpunkt in der Regel die körpereigene Energie-Synthese mehr oder minder nachläßt.

Eine Nahrungsergänzung sollte im fortgeschrittenen Lebensalter immer erwogen werden, zumal die Kost häufig einseitig gestaltet ist und sich die Aufnahmefähigkeit des Darms für essentielle Nährstoffe verringert. Aber auch in jüngeren Jahren sollte bei besonderen Belastungen durch berufliche und freizeitsportliche Betätigung, vor allem unter bedrückendem Streß und anderen psychischen Herausforderungen an eine zusätzliche Gabe von Q10 gedacht werden.

Das körpereigene Energiekonto benötigt in zahlreichen Situationen unseres hektischen und naturfernen Alltags eine zusätzliche Investition, die sich durch körperliche und geistige Leistungs-

*fähigkeit und einen Zuwachs an Belastbarkeit mit
Zins und Zinseszins auszahlt - vom Zugewinn an
Lebensfreude ganz zu schweigen. Internationale
Studien und Erfahrungsberichte gehen im Rahmen
der Vorsorge von einer täglichen Nahrungsergänzung zwischen 10 und 30 Milligramm Co-
Enzym Q10 aus. Eine Kombination mit Vitamin E
in Form von d-α-Tocopherol, Vitamin C, Beta-
Carotin und Selen erweisen sich als sinnvoll, da die
essentiellen Nährstoffe mit- und untereinander ihre
günstigen Wirkungen entfalten.*

Eine solche Vorsorgemaßnahme für Herz und
Kreislauf sowie ungezählte weitere körperliche Abläufe,
die es zu stützen gilt, dürfte auch im Interesse unserer
Gesundheitspolitiker und Kostenträger sein. Etwa ab
dem 60. Lebensjahr benötigt laut Statistik jeder - ob
Frau oder Mann - mindestens ein Medikament, und
deren Anzahl steigt mit den hinzugewonnenen
Lebensjahren weiter an.

*Wenn eine verantwortungsbewußte Gesundheits-
vorsorge nicht nur vollmundig verkündet, sondern
aktiv in die Tat umgesetzt werden soll, dann könnte
die Nahrungsergänzung mit Co-Enzym Q10 ein
guter Anfang sein. Schließlich spielt dieser
natürliche Nährstoff eine Schlüsselrolle für die
Bereitstellung und Erhaltung der elementaren
Körperenergie des Menschen; und ein Guthaben
auf dem Energiekonto zahlt sich ein Leben lang
aus.*

II

Q10 - ein Wartungs-
vertrag für den
Lebensmotor

Das Herz des Menschen entspricht einer unermüdlichen, verläßlichen Pumpstation mit Rund-um-die-
Uhr-Tätigkeit für das ganze Leben. Von dieser Höchst-
leistung nehmen wir allerdings nur dann etwas zur
Kenntnis, wenn sich Abweichungen und Unregel-
mäßigkeiten bemerkbar machen. Unter normalen
Bedingungen schlägt das Herz hunderttausend Mal im
Verlauf von 24 Stunden. Innerhalb eines Jahres sind
das ca. 40 Millionen Pumpvorgänge. Während eines
durchschnittlich langen Lebens von 70 Jahren kommt
das Herz auf etwa 3 Milliarden Schläge, um das
hunderttausend Kilometer lange Gefäßnetz des Körpers
- was immerhin einer Strecke des nahezu zweiein-
halbfachen Erdumfangs entspricht - unablässig mit
Blut zu versorgen und Stoffwechsel-Endprodukte zu
entsorgen.

Die Gesamtblutmenge, die das Herz im Verlauf
eines Lebens durch seine Kammern treibt, würde einen
Behälter von einer viertel Million Kubikmeter
Fassungsvermögen bis zum Rand füllen. Jeder
Herzschlag ist einer Leistung gleichzusetzen, mit der

500 Gramm etwa einen Meter in die Höhe gehoben werden.

Unsere Blutgefäße sind wie die Röhren eines gewaltigen Wasserversorgungsnetzes einer großen Gemeinde. Diese Röhren verzweigen und verengen sich im Querschnittt mehr und mehr, um sowohl das Zentrum als auch weiter entfernte Außenbezirke, sprich: die Organe bis hin zu den Haarwurzeln und den Zellen der Hautdeckschicht mit Blut zu versorgen.

Die großen Arterien gehen in Arteriolen über, die als feine Blutgefäße in die Organe führen und sich dann nochmals in enge bis allerfeinste Kapillaren verzweigen. Die Wände dieser zarten Haargefäße ermöglichen den Austausch von Nährsubstanzen und Sauerstoff in allen Körpergeweben bis hin zu jedem Zellverband. Ihre Membranen bewältigen außerdem die wichtige Entsorgung von Stoffwechsel-Endprodukten. Feine Kapillaren führen deshalb auch in die Adern des venösen Systems.

Etwa die Hälfte der Gesamtblutmenge des Menschen strömt durch die Venen. Sie sind einem funktionstüchtigen Abflußsystem gleichzusetzen und ermöglichen den Rückfluß des „verbrauchten Blutes" zum Herzen. Die Aufnahmekapazität der Venen ist im übrigen außerordentlich variabel.

Das Aufrechterhalten gleichbleibender Druckverhältnisse im weitverzweigten Versorgungsnetz der Blutbahn erfordert vom Herzmuskel ein besonders hohes Maß an Leistungsenergie.

Unsere zentrale Pumpstation wird durch die Herzkranzgefäße, die sogenannten Koronararterien, versorgt. Sie umschließen das Herz kranzartig, um sich in ein unendlich zartes Netzwerk zu verzweigen. Wird diese lebenswichtige Versorgung behindert oder gar unterbrochen, so daß die Pumpstation aus dem Rhythmus kommt, stockt oder ausfällt, sind katastrophale Auswirkungen die Folge. Die Blutversorgung des gesamten Körpers bricht zusammen, weil der Blutdruck abfällt und die sauer- und nährstoffhungrigen Zellen der Organe unvorstellbar rasch reagieren. Bereits vier Sekunden nach einer Unterbrechung der regulären Blutzirkulation stellen sich tiefgreifende Funktionsstörungen des Gehirns ein. Nach weiteren acht bis zwölf Sekunden folgt Bewußtlosigkeit, und im Verlauf von nur acht Minuten kommt es zu bleibenden Gehirnschäden. Herz und Nieren reagieren auf den plötzlichen Zusammenbruch der Blutversorgung außerordentlich sensibel. Selbst Störungen im Herzrhythmus führen nicht selten zu empfindlichen Entgleisungen, wenn die reguläre Sauerstoffversorgung durch flache, unregelmäßige Atmung und das bekannte Herzstolpern, verbunden mit Angstzuständen, aus dem Ruder läuft.

Wie wichtig der Sauerstoff aus der Atemluft für das Überleben ist, zeigt die bekannte Tatsache, daß der Mensch etwa dreißig Tage ohne feste Nahrung, drei Tage ohne Wasser, aber nur wenige Minuten ohne Sauerstoffversorgung existieren kann.

Verläuft die äußere Atmung nicht ordnungsgemäß, reagiert das Multi-Enzym-System der inneren Atmung oder Atmungskette prompt. Mit seiner Hilfe wird normalerweise aus der Verschmelzung von Wasserstoff und dem durch die äußere Atmung zugeführten Sauerstoff zu Wasser Energie gewonnen. Der Wasserstoff wird dabei zunächst im Rahmen einer mehrstufigen konzertierten Aktion (Redox-System) bei abfallendem Energieniveau oxidiert, und daraus entsteht das bereits erwähnte Energiepotential des Körpers, das ATP. Das alles geschieht unter Nutzung anorganischen Phosphors.

Das Co-Enzym Q10 und die Bereitstellung von Körperenergie sind untrennbar miteinander verbunden, denn der Nährstoff agiert als Bindeglied und essentieller Bestandteil der Atmungskette.

Der Slogan „Natürliches Energie-Co-Enzym Q10 - der Schlüssel für 95% unserer Körperenergie" drückt diese grundlegende Erkenntnis prägnant aus. Man kann daraus folgern, daß Q10 die Leistungsfähigkeit des Herzens steigern und beschützen kann. Diese zentrale Wirkungsweise von Q10 ist seit Jahrzehnten wissenschaftlich untermauert und bei Experten unbestritten. Das Co-Enzym ist Bestandteil der Lipidphase (Lipide = Fette) der Mitochondrien-Membran. Die zu Tausenden in jeder Zelleinheit angelegten Membranen der Mitochondrien haben eine äußere und eine innere Wand. Die elementare Energieumwandlung im Rahmen einer

Oxidation energetischer Substanzen findet vorwiegend in den inneren Mitochondrien-Membranen statt, genau dort, wo auch Fette (Lipide) eingelagert sind. Dieser als innere Atmung bezeichnete Prozeß läuft unter Mitwirkung und Kontrolle von Q10 und Vitamin E ab. Das hat die Natur so weise eingerichtet, um das spontane und gefährliche Zusammentreffen von Fetten mit Sauerstoff zu beaufsichtigen und Schaden von den sehr verletzbaren Mitochondrien-Membranen weitgehend abzuwenden. Wäre dem nicht so, liefen sie direkt ins Messer der Durchlöcherung und Zerstörung durch Sauerstoff-Radikale, das heißt einer unkontrollierten und überschießenden Verbindung von Fetten und Sauerstoff.

Die Mitochondrien-Membranen in 60 - 100 Billionen Körperzellen sind die zentralen Schaltstellen für den lebenswichtigen Ablauf der Energiegewinnung. Deshalb heißt das oberste Gebot: Keine Schädigung der Lipidphase in den Membranen durch Oxidation. Es sei denn, sie wäre zu reparieren.

Halten wir fest: Antioxidative Substanzen wie Q10, Vitamin E, Beta-Carotin, Vitamin C und Selen stellen die Energiegewinnung unter ihre Obhut. Mangelzustände, selbst geringfügige Defizite in der Bioverfügbarkeit dieser oxidationshemmenden Substanzen führen zu schwerwiegenden Ausfallerscheinungen an den zentralen Schaltstellen der Mitochondrien-

Membranen. Schädigungen am hochsensiblen Austragungsort der Energiebereitstellung haben Kettenreaktionen zur Folge. Ohne antioxidative Kontrolle treffen Sauerstoff-Radikale - unvermittelt wie ein Blitz - auf die Zellwand und wirken dort ähnlich wie eine an beiden Enden angesteckte Zündschnur. Das Ergebnis: Freie Radikale verbrennen die Membranen.

Die Gefahr eines unkontrollierten Ausflutens freier Radikale hat die Natur offensichtlich so ernst genommen, daß sie uns Menschen die Fähigkeit in die Wiege legte, mit Hilfe der körpereigenen Synthese das schützende Co-Enzym Q10 selbst herzustellen. Diese Tatsache wird von einigen Wissenschaftlern dahingehend interpretiert, daß diesem Nährstoff eine solitäre Rolle im Stoffwechselgeschehen zukommt. Keine andere antioxidative Substanz wird vom Körper selbst hergestellt!

Bei anderen Nährstoffen dieser Art, dem Vitamin A bzw. seiner Vorstufe, dem Beta-Karotin, den Vitaminen C und E sowie dem Spurenelement Selen sind wir auf die ausschließliche Versorgung durch die Nahrung angewiesen.

Kommen wir auf die Energiebereitstellung für den unermüdlichen Lebensmotor zurück. Dieser muß außerordentlich flexibel auf unterschiedliche Herausforderungen reagieren. So aktiviert körperliche Beanspruchung die Durchblutung unserer Muskulatur. Dabei kommt der Kreislauf auf Touren, und ein Gefühl der

Wärme verbreitet Wohlbehagen. In Ruhelage beträgt die Pulsfrequenz etwa 70 Schläge pro Minute bei einem Herzzeitvolumen* von durchschnittlich fünf Litern. Anstrengende körperliche Arbeit oder eine entsprechende sportliche Betätigung verfünffachen das Herzzeitvolumen bei entsprechend steigendem Energieverbrauch, es steigt auf ca. 25 Liter pro Minute, und damit verdoppeln sich naturgemäß die Herzschläge. Sie können dann statt bei 70 um 130 liegen und sogar auf 170 - 200 Schläge pro Minute ansteigen. Währenddessen verstärkt sich die Vereinigung von Wasserstoff-Anteilen aus dem Stoffwechsel und Atmungssauerstoff zu spontanen Knallgasexplosionen in der Mitochondrien-Membran.

Dieser Ablauf birgt durch eine enorme Sauerstoffanflutung die Gefahr in sich, daß sich verstärkt Lipidperoxidationen in den Kraftwerken der Zellen bilden. Zwar hat die Natur auch hier sehr weise vorgebaut, indem die Energiegewinnung durch Knallgasexplosion mehrere Zwischenstufen durchläuft. Aber wenn weder die Q10-Vorräte noch das Vitamin E ausreichen, können sich dramatische Situationen im Zellgefüge abspielen. Welche entscheidende Rolle das Co-Enzym Q10 bei besonderen körperlichen Herausforderungen für das Herz spielt, ist erst aufgrund des innerzellulären Geschehens zu verstehen; und darum hat man es wohl auch zuerst intensiv unter die Lupe genommen. Unser Lebensmotor arbeitet ganz besonders energie-intensiv und ist bei unzulänglicher Q10-Versorgung am ehesten betroffen. Fazit: Die meisten Studien in Verbindung mit

Q10 gibt es auf dem Gebiet des energie-intensiven Herzens. Diesen internationalen Studien ging die Arzneimittelkommission der deutschen Apotheker als objektives Gremium nach und kam zu dem vorsichtigen Schluß, daß bei kardiovaskulären Krankheiten bei Einsatz von Q10 eine Reihe günstiger Effekte zu beobachten sind. Hier einige Auszüge, die in der Deutschen Apotheker Zeitung (DAZ) Nr. 25/1992 erschienen sind:

Folgende Abläufe im Körper scheinen mit zusätzlichen Gaben von Q10 möglich:

1. Ausgleich eines Q10-Mangels,
2. Radikalfängerfunktion,
3. Direkte membranstabilisierende Wirkung,
4. Verhinderung eines mitochondralen Elektronenverlustes in der Atmungskette,
5. Beeinflussung des Prostaglandinstoffwechsels (Prostaglandin = Gewebshormon),
6. Hemmung intrazellulärer Phospholipase (Lipasen = fettspaltende Vorgänge),
7. Aufrechterhaltung der myokardialen* Na-(Natrium), K-(Kalium)-ATP Phase-Aktivität,
8. Stabilisierung der langsamen Kalzium-Kanäle.

Co-Enzym Q10 hat günstige Effekte auf folgende kardiovaskuläre Störungen und Erkrankungen:

1. Bluthochdruck,
2. Herz-Rhythmusstörungen,
3. Herzinsuffizienz*,
4. Angina pectoris*.

Dazu noch einige Hintergrundinformationen: In den klinischen Co-Enzym Q10-Studien wurden tägliche Dosen von 100 bis 600 Milligramm gegeben, um diese Erfolge zu erzielen. Die in Deutschland erhältlichen Q10-Nahrungsergänzungspräparate enthalten nur etwa 10 - 30 mg pro Kapsel. Es gibt in unseren Apotheken kein einziges Co-Enzym Q10-Präparat mit einem höheren Q10-Anteil. In einem solchen Falle würde es sich automatisch um ein Medikament handeln und dem Arzneimittelgesetz unterstehen. Das Bundesgesundheitsamt (BGA) müßte für so hochdosierte Präparate eine Zulassung erteilen. Mehrere Vorstöße deutscher Firmen in diese Richtung wurden aber bisher abschlägig beschieden. Das bedeutet: Co-Enzym Q10 hat in Deutschland den Status eines diätetischen Lebensmittels mit Dosierungen in einem hierfür zulässigen Rahmen. Das bedeutet aber auch: Der „Wartungsvertrag" für das Herz muß aus der eigenen Tasche bezahlt werden.

Immerhin ist beachtlich: in der bereits erwähnten Ausgabe der Deutschen Apotheker Zeitung (DAZ) heißt es: „Auch bei Herzinsuffizienz und bei Hypertonie* werden verminderte Co-Enzym Q10-Konzentrationen beschrieben." Dieser Ausführung folgt unmittelbar der Satz: „Ein Co-Enzym Q10-Mangelsyndrom ist aber nicht bekannt." Weiter heißt es: „Daher bietet das bisherige Wissen über die Bedeutung und die Wirkung von Co-Enzym Q10 keine Grundlage für eine Substitution oder Nahrungsergänzung mit diesem Stoff."

An dieser Stelle verweise ich voller Bedauern auf meine Ausführungen im Kapitel I. Der gesunde Menschenverstand reicht nicht aus, solche Ungereimtheiten zu erklären. Jeder von uns kann nachvollziehen, daß die Aussagen in der Deutschen Apotheker Zeitung zur Verdummung der Apotheker beitragen. Angesichts des „Volksleidens" Herz-Kreislauf-Erkrankungen sollte nicht nur herumgeredet, sondern jede Chance aufgegriffen werden, die Lebensqualität dieser Menschen zu verbessern. Das gilt insbesondere, weil in klinischen Studien mit täglichen Q10-Gaben von 100 bis 600 mg keine toxischen Nebenwirkungen festgestellt werden konnten. Welches der klassischen Medikamente im Rahmen der konservativen Herz-Kreislauf-Therapie kann das von sich behaupten?

III

Co-Enzym Q
- was ist das eigentlich?

Wie die wissenschaftliche Bezeichnung „Ubichinone*"
verdeutlicht, handelt es sich bei den Co-Enzymen Q
um eine ganze Gruppe von natürlichen Substanzen,
die ubiquitär, d.h. allgegenwärtig vorkommt. In jeder
pflanzlichen und tierischen Zelle ist Co-Enzym Q
anzutreffen, für den menschlichen Organismus spielt
aber nur das Q10 eine herausragende Rolle.

Zu Beginn der Ubichinon-Forschung wies Dr. Karl
Folkers Q10 im Herzen des Menschen nach; und in der
Folge wurde nach weiteren funktionellen Ubichinonen
gefahndet. Mikroorganismen enthalten demnach in
ihrem Zellgefüge Q1 bis Q6 , Hefebakterien Q6 und
Q7, Pilze Q7, Q8, Q9 und Q10. Pflanzen verfügen über
Q9 sowie Q10, und alle Wirbeltiere - auch wir Menschen
- ausschließlich über Q10. Aus diesem Grunde wird
Co-Enzym Q10 das „menschliche Q" genannt, da es im
Herzen und allen Zellgeweben anzutreffen ist.

Ubichinon gelangt mit der Nahrung über den Magen-
Darm-Trakt in das lymphatische System* und von dort
aus in die Leber, wo es in der Hauptsache gespeichert
wird. Aber auch in der quergestreiften Muskulatur, im
Herzmuskel und Nierengewebe wird Ubichinon
angelagert.

Die Leber des Menschen kann darüber hinaus für die Energiegewinnung einige der niedrigeren Substanzen aus der Q-Gruppe in Q10 umwandeln. Im Verlauf der Eigensynthese werden bestimmte Atome der Seitenstränge vom Basismolekül entnommen und zum Co-Enzym Q10 zusammengefügt. Allein diese Form paßt wie ein Schlüssel ins Schloß der menschlichen Bioenergie-Aufbereitung.

Chemisch betrachtet bestehen alle Ubichinone aus einer Ringstruktur, dem Benzochinon, mit einer speziellen Seitenkette. Diese kommt ebenso bei Vitamin K wie bei biosynthetisierten Steroiden* und Carotinoiden* vor. Es variiert jedoch die Länge der jeweiligen Seitenkette, und daraus ergeben sich die unterschiedlichen Q-Formen, welche von 1 bis 10 geordnet werden.

Unser landesübliches Nahrungsangebot tierischen und pflanzlichen Ursprungs ist allerdings noch von keinem Wissenschaftler präzise auf seinen Q-Gehalt geprüft worden.

Da steht der Forschung noch interessantes Neuland offen. Vielleicht gibt es eines Tages Nahrungsmitteltabellen und sogar Kochbücher mit einer genauen Angabe der jeweiligen Q10-Gehalte. Heute müssen wir uns (noch) mit folgendem Wissensstand zufriedengeben:

Jedes Pflanzen- und Tiergewebe verfügt in seinem natürlichen Zustand über eine exakt festliegenden Gehalt von Co-Enzym Q-Molekülen.

So viel Co-Enzym Q enthalten Nahrungsmittel (mg/100g). Ein erwachsener Mensch benötigt täglich ca.10 mg Q10.	Gemüse, z.B.		Fleisch, z.B.	
	Spinat	1,0	Rindfleisch	3,1
	Brokkoli	0,9	Schweinefleisch	2,4-4,1
	Blumenkohl	0,1	Geflügel	2,1
	Fisch, z.B.		**Milchprodukte, z.B.**	
	Sardine	6,4	Butter	0,7
	Makrele	4,3	Käse	0,2
	Aal	1,1		
	Scholle	0,6	**Fette/Öle, z.B.**	
			Soyabohnenöl	9,2
	Eier	0,4	Olivenöl	7,3
			Maisöl	1,3

Aus diesem Umstand folgern nun einige Zeitgenossen, daß ein jeder von uns, der eine ausgewogene Kost zu sich nimmt, keinen Q10-Mangel aufweisen dürfte. So einfach lassen sich aber heutzutage ernährungsbewußte Menschen nicht mehr zufriedenstellen. Schließlich geben manche Mediziner und fortschrittliche Ernährungswissenschaftler zu bedenken, daß unsere landesübliche Ernährung kaum mehr alle notwendigen Mikronährstoffe in ausgewogener Menge enthält, die wir Menschen benötigen, auch wenn von einem klinisch erkennbaren Mangel im eigentlichen Sinne keine Rede sein kann. Zugegeben: Bei den lebenswichtigen Vitaminen sowie den Mineralien als Mengen- und Spurenelementen liegt die Sache insofern anders, als der Organismus die Mehrzahl dieser Substanzen nicht in der Leber synthetisieren, sondern ausschließlich über das Nahrungsangebot aufnehmen kann. Außerdem enthalten längst nicht alle unsere Lebensmittel die Vitamine C oder E beziehungsweise das Mengenelement Kalzium oder die Spurenelemente Zink und Eisen. Hier bedarf es schon differenzierter Kenntnisse, um auf das täglich erforderliche Quantum zu kommen und eventuell gewisse Sicherheitszuschläge über eine sinnvolle Nahrungsergänzung aufzunehmen. Bei dem „Überallstoff Q" ist das anders und so manches noch nicht hinreichend erforscht. Es mangelt an hieb- und stichfesten Aussagen, die über jeden Zweifel erhaben sind.

Da steht unter anderem die Frage im Raum: Welchen Status hat das Co-Enzym Q eigentlich..... ist es ein Vitamin oder lediglich eine Substanz mit Vitamin-Charakter? Laut klassischer Definition sind Vitamine lebenswichtige Nahrungsbestandteile, die durch eine externe Zufuhr aufgenommen werden. Kann der Organismus selbst aus biochemischen Bestandteilen der Nahrung eine unverzichtbare Substanz ausreichend aufbauen, so trifft die herkömmliche Bezeichnung Vitamin nicht zu. Unser Körper ist zwar ohne Q10 aus der Nahrungskette regelrecht aufgeschmissen, denn aus körpereigenen Stoffen allein läuft die Q10-Synthese nicht. Aber er baut nach einem geheimen Plan der Natur die niederwertigen Q-Verbindungen um und erzeugt aus vielerlei Bestandteilen sein Energiepotential in eigener Regie. Aus diesem Blickwinkel betrachtet - so sagen viele Wissenschaftler - kann der „Überallstoff Q10" kein Vitamin sein.

Nun werfen Dr. Karl Folkers und andere Wissenschaftler herkömmliche Definitionen über den Haufen,
wenn sie für Q10 einen Vitaminstatus fordern. Weshalb?
Es müßte laut Folkers und weiterer Experten die bisher
geltende wissenschaftliche Definition eines Vitamins
aktualisiert, also nach neuestem Kenntnisstand über-
prüft werden. Dazu sagt Folkers als einer der Pioniere
der Q10-Forschung: „Die Fachterminologie ist will-
kürlich nach dem jeweiligen Stand der Wissenschaft
gegeben. Wenn man Ascorbin- und Nikotinsäure als
Vitamin bezeichnet, so muß man das Co-Enzym Q10
ebenfalls Vitamin nennen. In der Biochemie spricht
man eher von einem Co-Enzym als von einem Vitamin,
da es (Q10) eigentlich die Funktion eines Co-Enzyms
erfüllt. Viele Vitamine müssen jedoch erst zu funk-
tionalen Co-Enzymen umgeformt werden."

Dr. Karl Folkers weist außerdem darauf hin, daß
viele Vitamine eigentlich als Nährstoffe unbrauchbar
sind, es sei denn, sie werden im Körper zu Co-Enzymen
umgewandelt. Er gibt zu bedenken: „Man könnte das
Co-Enzym Q vielleicht sogar als etwas Höheres als ein
Vitamin bezeichnen".

All diese Theorien zeigen uns jedenfalls, daß der
Status des Co-Enzyms Q10 bislang nicht eindeutig und
einhellig definiert worden ist.

Bleiben wir also vorerst dabei:

*Co-Enzym Q10 hat einen ganz besonderen, ver-
gleichsweise höherwertigen Charakter als viele
Vitamine.*

Wie der Nährstoff von der Wissenschaft letztendlich eingeordnet wird, sollte uns nur am Rande interessieren. Uns sollte vielmehr die Frage beschäftigen, was die Ursache eines Co-Enzym Q10-Mangels, also einer Unterversorgung sein kann.

Nach neuen Erkenntnissen kann es sich dabei um

1. Ernährungsfehler,
2. Abnahme der Co-Enzym Q10-Konzentration durch Lebensmittelkonservierung und andere Verarbeitungsmethoden der Nahrungsmittel-Industrie,
3. zerstörte Q10-Moleküle in Folge einer erhöhten Lipidperoxidation*,
4. Störung der Q10-Biosynthese im Alter und aufgrund des Mangels an Folsäure, Panthoten-säure, Niacin, Pyridoxin, Vitamin B_1, Magnesium und anderen essentiellen Stoffen handeln.

Wenn wir uns bei dieser Aufzählung an die derzeit geltende Lehrmeinung hielten, daß es keinen *Mangel* gibt, so könnte auch durch zusätzliche Q10-Gaben keine Änderung der Befindlichkeit stattfinden. Gehen wir jedoch davon aus, daß es bei körperlicher Belastung, in Streßsituationen und Krankheitsfällen sowie bei verminderter Abwehrfähigkeit des Körpers sehr wohl zu Q10-Defiziten kommt, dann hat die Frage durchaus ihre Berechtigung: Können zusätzliche Q10-Gaben helfen, und wann tritt eine Wirkung ein?

Ist das Energiekonto des Menschen ausgeplündert und in den Bereich der roten Zahlen geraten, dann saugt es wie ein trockener Schwamm das Angebot essentieller Mikronährstoffe auf, um die Bilanz wieder auszugleichen. In welchem Zeitraum das Energiepotential wieder ansteigt und sich dadurch Befindlichkeitsstörungen und Krankheiten bessern, liegt einzig und allein an der persönlichen Situation und der Fähigkeit des Körpers, die Q10-Gaben umzusetzen und gewinnbringend anzulegen.

Eine derartige Situation läßt sich sehr gut am Beispiel der Ascorbinsäure verdeutlichen. Die Deutsche Gesellschaft für Ernährung (DGE) empfiehlt 75 mg Vitamin C (= Ascorbinsäure) pro Tag und meint, daß eine Erhöhung dieser Dosis sinnlos sei, weil sie vom Körper ohnehin ausgeschieden werde. US-Forschungen beweisen jedoch, daß der Organismus nach einer Phase latenter Unterversorgung (die noch längst kein Mangel zu sein braucht), sowie bei oxidativem Streß* durch Überlastungen und Krankheiten sogar mehrere Gramm Ascorbinsäure aufnimmt, ehe auch nur eine Winzigkeit ausgeschieden wird. Die Körperzellen saugen das Angebot förmlich auf, und erst wenn eine optimale Sättigung erreicht ist, wird der etwaige Überschuß über die Nieren und Harnwege ausgeschieden. Dort erfüllt Vitamin C - das laut üblicher Lehrmeinung nur in der Toilette landet - jedoch noch eine beachtliche Aufgabe: Es stärkt die Abwehrkraft aller Schleimhäute der ableitenden Organe, insbesondere der Blase, und gilt als gute Vorsorge in der Verhütung von Blasenkrebs.

Co-Enzym Q10 ist ebenso wie das Vitamin C kein Medikament im herkömmlichen Sinn, obgleich beide

Nährstoffe in höherer Dosierung wie Arzneimittel wirken können.

Die pharmakologische Dynamik verläuft aber nicht auf der Schiene eines Schmerzmittels, wobei nach Minuten oder Stunden Erleichterung eintritt. Die Sättigung der leeren Q10-Rezeptoren* geht bei niedrigen Dosierungen im Rahmen einer Nahrungsergänzung in der Regel langsam vor sich. Es können ein bis drei Monate oder auch mehr Zeit vergehen, bis sich eine Wirkung zeigt.

Der therapeutische Ansatz von Q10 ist das Eingreifen in die Molekularbiologie des Organismus und nicht die Beseitigung eines Symptoms. Ehe die Regulation in Zellen und Geweben einsetzt und die Mitochondrien-Membranen bei der Aktivierung des Energiepotentials wieder leistungsfähig sind, vergeht eine gewisse Zeit. Wir müssen uns diese Situation wie eine Energiekrise vorstellen, deren Auswirkungen nicht von heute auf morgen zu beseitigen sind.

Es kann auch geschehen, daß eine Q10-Wirkung nicht so lange auf sich warten läßt. In der Literatur werden solche Fälle vielfach beschrieben. Hier handelt es sich aber in erster Linie um Q10-Gaben im Bereich von 100 bis 600 mg täglich und mehr. Dabei fiel auf, daß Co-Enzym Q10 im Verbund mit der Einnahme von Medikamenten deren Wirksamkeit steigern kann, weil seine Radikalfänger-Eigenschaften die Nebenwirkungen mindern und gleichzeitig der stabilisierende Einfluß auf das Immunsystem spürbar wird.

Hat Q10 Nebenwirkungen?

Bevor Q10-Präparate in den USA zum Einsatz kommen durften, mußten sie die sehr strengen Kontrollen der dortigen obersten Gesundheitsbehörden bestehen. Nach zahlreichen klinischen Versuchen wurden vorwiegend Krebspatienten in Studien eingebunden. Mit diesen wurde im Jahre 1972 an der Yale Medical School in New Haven, Connecticut, begonnen. Zwei Jahre später lagen der obersten US-Gesundheitsbehörde die Ergebnisse vor. Sie waren so überzeugend, daß die Phase II der klinischen Tests eingeläutet werden konnte. Es folgten umfangreiche Studien an zahlreichen Kliniken in Amerika. Die US-Bestimmungen und -Auflagen für solche Untersuchungen sind übrigens durchaus mit der strengen deutschen Gesetzgebung vergleichbar.

Es ist erwiesen: Die Einnahme von Q10 im Rahmen einer Nahrungsergänzung ruft keine Nebenwirkungen hervor! Der Organismus registriert offenbar wie ein hochsensibler Seismograph die Tatsache, daß es sich dabei um einen biologischen Nährstoff handelt, an den alle Systeme des Körpers gewöhnt sind. Außerdem wird in der gesamten internationalen Literatur kein Fall von sogenannten toxischen Wirkungen beschrieben, ganz gleich wie hoch die Q10-Dosierungen waren.

Wie steht die Wissenschaft zu Q10?

Die Ubichinon-Forschung ging weltweit recht ge-mächlich voran, wenn es auch landesspezifische

Unterschiede gab. Im Jahre 1978 erlebte sie einen ersten Höhepunkt der Bestätigung durch die Verleihung des Nobelpreises an den Biochemiker Peter Mitchell für dessen bahnbrechende Erkenntnisse über die tragende Rolle des Q10 bei der körpereigenen Energiesynthese innerhalb der Mitochondrien-Membran. Der Wissenschaftler brachte am 20. Mai 1975 sein Gedankengut zu Papier, weil er von Schlaflosigkeit geplagt wurde. Diese Erleuchtung zu nachtschlafender Zeit wurde zum Startschuß einer Fülle von Entdeckungen - heute als „Q-Kreis" anerkannt. Sie gelten zu Recht bis zum heutigen Tage als Durchbruch in der Darstellung von Q10-Wirkungsmechanismen. Allerdings führten diese wissenschaftlichen Erkenntnisse erst rund zehn Jahre später zu einem regelrechten Q10-Boom unter gesundheitsbewußten Amerikanern. Die dortigen Präparate haben ähnlich wie bei uns den Status einer Nahrungsergänzung, sind also nicht so hoch dosiert wie ein Medikament.

Japanische Wissenschaftler nahmen sich als erste der Q10-Produktion in größerem Stil an. Zu Beginn der Q10-Forschung fürchteten alle Beteiligten, daß die Reproduktion dieses Nährstoffs für die klinische Forschung an den extrem hohen Herstellungskosten scheitern könnte. Damals wurde Q10 aus Rinderherzen, der einzigen zu jener Zeit bekannten Quelle, gewonnen und kostete pro Gramm 1.000 Dollar. Zudem war diese Ausbeute von minderer Qualität. Obgleich sich der chemische Prozeß als ungemein schwierig darstellte, gelang es japanischen Forschern, einen Stoff aus der

Tabakpflanze zu isolieren, der den Q10-typischen Seitenstrang von 50 Sauerstoff-, Wasserstoff- und Kohlenstoffatomen aufwies. Der Produktion für die Forschung stand nun nichts mehr im Wege. Bereits 1977 warteten die Japaner mit einer Neuerung auf, indem sie das Co-Enzym auf dem Wege der Gärung und bestimmter Auszüge von Mikroorganismen gewinnen konnten. So wurde der Weg für die notwendigen wissenschaftlichen Erkenntnisse erst spät freigemacht, und deshalb gilt Q10 in der modernen Medizin als relativ neue Substanz. In den 80er Jahren wurde in Kiew/Ukraine ein Q10-Forschungszentrum eingerichtet.

In Deutschland sind die Meinungen zu Q10 außerordentlich zwiespältig. Eine Presseinformation der Deutschen Gesellschaft für Ernährung (DGE) vom 11.05.1993, worin es heißt: „Vor allem die Empfehlung, daß Co-Enzym Q10 als Nahrungsergänzung zusätzlich aufgenommen werden müsse und darum Vitamincharakter habe", wischt der wissenschaftliche Leiter der DGE vom Tisch und läßt verlauten: „Alles nur Werbesprüche ohne schlüssigen Beweis." Dr. Helmut Oberritter fügt hinzu: „Da würde schon helfen, seltener üppige Fleisch- und Wurstportionen auf den Teller zu laden und dafür bei stärkereichen Lebensmitteln wie Kartoffeln, Getreide und Gemüse mal kräftiger zuzulangen."

Ich meine, mit solchen Allgemeinplätzen wertet sich die DGE selbst ab. Die Verfasser der Pressemitteilung sollten ihren Wissensstand in der Nahrungs-

mittelkunde erst einmal aktualisieren, ehe sie vollmundig undifferenzierte Empfehlungen aussprechen.
Ist den Damen und Herren der DGE tatsächlich
entgangen, daß gerade Fleisch, Eier, Fisch und Geflügel
sowie Kaltpreßöle und Hefe die höchsten Anteile von
Co-Enzym Q10 enthalten? Nun werden gerade Menschen mit einer als besonders gesund gepriesenen
Ernährungsweise ahnungslos weniger Q10 aufnehmen,
und auf diese Weise wären alimentäre Defizite durchaus
denkbar. Auch berücksichtigt die DGE ältere Menschen
mit ihren ureigenen Ernährungs- und Co-Enzym Q-
Syntheseproblemen genauso wenig wie die große Zahl
junger Frauen und Mädchen in ständigem Diätstreß,
der häufig Eßstörungen zur Folge hat. Diese Gruppe
gehört nach neuestem Wissensstand zu jenem Teil der
Bevölkerung, dem die höchste Quote an Mangel- und
Fehlernährung zuerkannt wird. Man täte in der DGE
gut daran, über den eigenen Gartenzaun zu schauen
und zur Herz-Kreislauf-Prophylaxe nicht nur auf ein
richtiges Verhältnis zwischen den Hauptnährstoffen
Fett, Eiweiß und Kohlenhydraten hinzuweisen. Und
mit stereotypen Wiederholungen kann unsere einge-
fahrene Ernährungsszene nicht gebessert werden.

Mittlerweile gibt es auch einige deutsche Wissenschaftler und Kliniker, die sich in Forschung und Praxis
mit Q10 beschäftigen. Die Ergebnisse werden nicht
lange auf sich warten lassen und vermutlich so manchem
konservativen Scheuklappenträger neue Aussichten
vermitteln.

Können Q10-Defizite nachgewiesen werden?

Zur Zeit wird mit Hilfe von Blutanalysen versucht, den jeweiligen Q10-Wert des Körpers zu bestimmen, allerdings bislang nur in klinischen Labors und nicht in der ganz normalen Arztpraxis. Solche Blutuntersuchungen geben jedoch keinen präzisen Aufschluß darüber, wie es um den Q10-Gehalt in Organen, Geweben und Zellen bestellt ist. Eine vergleichbare Situation kennen wir bei der Blutuntersuchung von Magnesiumwerten. Diese sagt über den innerzellulären Magnesiumstatus wenig aus. Fazit: Blutanalysen können zweifellos einen groben Überblick bieten und bestimmte Rückschlüsse auf den Status des Körpers ermöglichen. Für eine exakte Darstellung des Q10-Spiegels in Zellen und Geweben sind sie aber nur bedingt tauglich. Das bedeutet:

> *Werden durch Blutanalyse niedrige Q10-Werte festgestellt, so ist mit hoher Wahrscheinlichkeit davon auszugehen, daß Herz, Organe und Gewebe bestimmte Defizite aufweisen, die zu Fehlleistungen und Krankheit führen können.*

Dem sei noch hinzugefügt, daß die gesamte Q10-Menge im Körper beim Erwachsenen etwa zwei Gramm beträgt.

IV

Das Immunsystem - unser Sechster Sinn

Vor einiger Zeit rief mich ein befreundeter Journalist aus Österreich an, und seine Stimme klang ziemlich verblüfft: "... Seit zwei Wochen nehme ich jetzt Q10 in hoher Dosierung, und es ist ganz erstaunlich, was passiert ist. Die Wochen vorher hatte ich mich doch hundeelend gefühlt, immer noch die langwierigen Folgen dieser Nebenhöhlenvereiterung. ... Schlafen konnte ich auch kaum noch. Und jetzt? Die Beschwerden sind deutlich weniger geworden. ... Q10 muß unbedingt was mit dem Immunsystem zu tun haben. Und schlafen kann ich übrigens auch wieder. Ist das nicht toll? Ich bin jedenfalls ganz begeistert. ..."

Ohne Frage stehen die elementare Energiegewinnung in den Kraftwerken unseres Billionenheeres von Zellen und die Reaktionsbereitschaft des Immunsystems in untrennbarer Wechselwirkung zueinander. Wenn man/frau allerdings praktische Erfahrungen mit der Einnahme von Q10 macht, dann bekommt die ganze Geschichte plötzlich eine andere, persönlich faßbare Dimension. Um jedoch die äußerst komplexen Funktionen der körpereigenen Abwehr und die Rolle von Q10 zu begreifen, bedarf es einiger Erklärungen.

Die Herausforderungen für das Immunsystem, sich fortwährend mit Bakterien, Viren, Pilzen oder Parasiten und chemischen Fremdsubstanzen auseinanderzusetzen, ist wie überall mit ständigem Fressen und Gefressenwerden zu vergleichen. Diese biologische Ordnung stellt die beste Voraussetzung für eine funktionstüchtige Abwehr dar, und das bedeutet: in jeder Sekunde des Lebens müssen alle Organe und Zellen, die mit der Immunabwehr befaßt sind, auf der Höhe ihres Leistungsvermögens sein. Denn allein eine derartige Höchstform ermöglicht, daß ausgediente Zellen umgehend erkannt, gefressen und verdaut werden. Diesen Abwehrstrategien unterliegen zum Beispiel veränderte Körperzellen, die mehrmals am Tage, unter anderem bei Krebs, durch genetische Irrtümer entstehen. Ihre Oberflächenstrukturen unterscheiden sich von gesunden Zellen, und ein intaktes Immunsystem kann sie daran erkennen. Durch das körpereigene „große Fressen" gewinnt der Organismus zusätzliche Nährstoffe, indem er die Überreste ökonomisch seinem Nahrungspool einverleibt. Dieser lebenserhaltende Freßvorgang wurde bereits Ende des 19. Jahrhunderts von Ilja Metschnikow als Phagozytose* beschrieben. Jedoch spielte die zelluläre Seite des komplexen Abwehrsystems bis zur Mitte des 20. Jahrhunderts nur eine Nebenrolle. Erst in den letzten Jahrzehnten wurden die wichtigsten Zusammenhänge zwischen umfassender Immunabwehr und Krankheitsentstehung aufgezeigt.

Die Forschung erkannte, daß die Abwehrfunktion des menschlichen Körpers (wahrscheinlich) das wichtigste und zugleich differenzierteste aller Körpersysteme ist. Allgemein werden die körpereigenen Abwehrmechanismen in spezifische = gerichtete und unspezifische = ungerichtete eingeteilt. Moderne Wissenschaftler halten diese Einteilung nicht mehr ganz so streng ein, weil sich die Systeme untereinander überlappen.

Stark vereinfacht läßt sich die körpereigene Immunabwehr folgendermaßen beschreiben:

Für die unspezifische (auch konstitutionelle oder genetische) Immunität sorgen zum einen die natürliche Barrieren der Haut und der Schleimhäute. Natürlichen Schutz vor der Infektion mit Mikroorganismen oder vor zerstörerischen Wirkungen ihrer Stoffwechselprodukte sowie vor pflanzlichen und tierischen Giftstoffen bieten außerdem eine Vielzahl von Wirkstoffen, vor allem Enzyme auf den Schleimhäuten und in den Zellen sowie Geweben, und natürlich zur Phagozytose befähigte Zellen. Diese Phagozyten oder Freßzellen sind in der Lage, Fremdkörper wie Mikroorganismen, Zell- oder Gewebstrümmer zu umschließen und in ihr Zellinneres aufzunehmen. Dort werden sie dann unschädlich gemacht, indem sie beispielsweise mit Hilfe bestimmter Enzyme abgebaut werden. Im Rahmen der unspezifischen Immunität, also der allgemeinen Verteidigung, sind dazu die Granulozyten*, Monozyten* und Makrophagen* in der Lage. Dabei handelt es sich um Zelltypen, die alle zu den weißen Blutkörperchen (Leukozyten*) gehören. Die unspezifische Immunität sorgt zum Beispiel auch dafür, daß wir für eine Vielzahl von Tierkrankheiten unempfänglich, also gegen ihre Erreger resistent sind.

Auch für die spezifische Immunität ist ein komplexes Zusammenspiel verschiedener körperlicher Abwehrmechanismen nötig. Zwei Bereiche sind hier zu unterscheiden: Spezifische Immunität wird 1. durch die Produktion bestimmter Antikörper in den Körperflüssigkeiten gewährleistet (humorale* Immunität) und 2. durch bestimmte, zur Immunabwehr befähigte Zellen bewerkstelligt (zellvermittelte oder zelluläre Immunität). Immunitäten gegen ganz bestimmte Bedrohungen seiner Gesundheit bildet der Körper einerseits als Reaktion auf akute Infektionen oder auf Impfungen hin aus. Andererseits werden sie schon dem ungeborenen Kind im Mutterleib und dann dem Säugling durch die Muttermilch mitgegeben.

Die Hauptdarsteller im genau aufeinander abgestimmten Zusammenspiel der speziellen Verteidigung des Organismus sind unterschiedliche Typen weißer Blutkörperchen. Sie werden von den sogenannten Stammzellen des Knochenmarks erzeugt, die vor allem im Brustbein, den Rippen, den Hüft-, Oberarm- und Unterschenkelknochen anzutreffen sind.

Zu den weißen Blutkörperchen gehört die Familie der Lymphozyten*. Sie wiederum teilt sich nach ihrer Entstehung im Knochenmark in die sogenannten B-Lymphozyten und T-Lymphozyten auf, je nach ihrer Funktion im Immunsystem.

Die B-Lymphozyten* oder kurz B-Zellen haben ihren Namen von der Bursa*, einem allerdings nur bei Vögeln nachweisbaren Organ. In ihm entstehen aus Stammzellen die sogenannten Bursa-abhängigen Lymphozyten, eben die B-Lymphozyten, die eigentlichen Akteure der humoralen Immunität. Beim Menschen und bei Säugetieren ist die Bursa zwar nicht nachweisbar, wohl aber das Heer der B-Lymphozyten. Diese entstehen hier in bestimmten Regionen des Knochenmarks. B-Zellen siedeln sich dann im lymphatischen System* an. Sie entwickeln sich, angeregt durch körperfremde Substanzen (Stoffwechselprodukte von Mikroorganismen, Giftstoffe usw.), die sogenannten Antigene*, zu Plasmazellen. Die Plasmazellen können dann zu den „angreifenden" Antigenen spezifische Antikörper* bilden. Diese Antikörper, die Träger der humoralen Immunität, verbinden sich mit den Antigenen (Antigen-Antikörper-Reaktion) und können sie auf diese Weise unschädlich machen, oder sie markieren die Antigene und machen sie so für Freßzellen kenntlich, die dann ihre „Opfer" aufspüren und aus dem Weg räumen können.

Die Träger der zellulären Immunität sind hingegen die T-Lymphozyten*, oft auch einfach nur T-Zellen genannt. Sie haben ihre Bezeichnung erhalten, weil sie - nach ihrer Entstehung im Knochenmark - die hinter dem Brustbein liegende Thymusdrüse* durchlaufen. In ihr werden sie als Thymus-abhängige Lymphozyten geschult, körpereigene Strukturen als „Selbst" zu erkennen und zu tolerieren, Körperfremdes dagegen abzuwehren. Dabei kommt es auch zu einer Differenzierung der T-Lymphozyten.

Eine erste Untergruppe der T-Lymphozyten wird Killerzellen oder Killer-Lymphozyten genannt, die mit Antikörpern markierte, schädigende Zellen zerstören können. Die Killerzellen benötigen für ihre Tätigkeit eine Vermittlung durch spezifische Immunglobuline*. Mutmaßlich gehören die Killer-Lympozyten zu den großen granulierten Lymphozyten, den sogenannten natürlichen Killerzellen oder NK-Lymphozyten. Diese greifen ohne vorherige Antigen-Antikörper-Reaktion fremdes Zellmaterial an und spielen im Kampf gegen Tumorzellen eine herausragende Rolle.

Einer zweiten Gruppe von Lymphozyten, den sogenannten Helferzellen (T4-Lymphozyten), kommen - durch spezifische Antigene angeregt - die wichtigen Aufgaben zu, B-Lymphozyten zu ihrer Entwicklung zu Plasmazellen zu stimulieren und die Immunabwehr der Makrophagen und Killerzellen anzukurbeln. Weitere T-Lymphozyten, die sogenannten Suppressorzellen (T8-Lymphozyten), haben hingegen dafür zu sorgen, daß Helferzellen und B-Lymphozyten nach getaner Arbeit von ihrem Ansporn zur immunen Gegenwehr ablassen. Helfer- und Suppressorzellen steuern also die Immunantwort unseres Körpers. Diese Immunbalance geht z. B. bei einer Infektion mit HIV, die zu AIDS führt, verloren, denn AIDS führt u. a. zur Zerstörung der Helferzellen.

Bis in die jüngste Zeit hinein waren noch einseitige Betrachtungen der komplexen Abwehrmechanismen des Menschen gang und gäbe. Heute rückt mehr und mehr die Frage nach der Gesamtheit aller Körperfunktionen, die das Immungeschehen bestimmen und direkten Einfluß auf die Abwehrfähigkeit nehmen, in den Mittelpunkt der Forschungsinteressen.

„Put the immune system back to the body to where it belongs!" erklärte ein bekannter US-Immunologe anläßlich eines Kongresses im Jahre 1985 und meinte damit, daß die Zeit überreif sei, das menschliche Abwehrsystem nicht nur isoliert im Labor und Reagenzglas, sondern auch am lebenden Organismus zu untersuchen.

Zusammenfassend läßt sich die Botschaft der Immunforschung folgendermaßen formulieren:

Alle Bestandteile des Immunsystems haben ihre eigenständigen Aufgaben, aber erst ihr komplexes Zusammenspiel sorgt für die imposanten Leistungen der körpereigenen Abwehr. Dafür können wir in vielfältiger Weise unseren Beitrag leisten. Aufmerksamkeit für die Reaktionen unseres Körpers und frühzeitiges Erkennen von Störungen der Immunabwehr zählen zu den vordringlichsten Aufgaben eigenverantwortlicher Gesundheitsvorsorge.

Die Beschreibung der erstaunlichen Aktivitäten und Fähigkeiten unseres Immunsystems erhebt keinen Anspruch auf Vollständigkeit. Sie soll lediglich unseren „Sechsten Sinn" grob umreißen und das notwendige Verständnis für das wachrufen, was zumeist unmerklich in unserem Körper abläuft. Zum Schutzschild der menschlichen Immunität zählen weiterhin Komponenten wie die Interferone* und die Interleukine*, die in verschiedenen Zelleinheiten aufgebaut werden. Und außerdem sind da noch die Lymphbahnen, ein verzweigtes Transportnetz, das sich fein verästelt durch den ganzen Körper zieht. Diese Gefäße enthalten eine klare, wäßrige Flüssigkeit. Sie umspült sämtliche Körpergewebe. Das Lymphnetz ist durch Lymphknoten, die als Stützpunkte dienen, miteinander verbunden. Sie sind über den ganzen Körper verteilt und teilweise versteckt, manche auch als bohnenförmige Stränge in der Achselhöhle, der Leiste, im Nacken sowie im Bereich des Bauches zu ertasten. Das gilt insbesondere dann, wenn die Lymphknoten als Ausdruck intensiver Abwehrtätigkeit anschwellen.

Selbst in der Literatur findet unser kompliziertes Abwehrsystem Erwähnung: George Bernard Shaw läßt in seinem 1906 geschriebenen Stück „The Doctor's Dilemma" sagen: „Die Natur hat die weißen Blutkörperchen, wie Sie sie nennen - wir nennen sie Phagozyten - sozusagen als natürliche Zerstörer und Fresser aller Krankheitserreger im Körper eingerichtet. Im Grunde gibt es nur eine echte wissenschaftliche Behandlung aller Krankheiten, die darin besteht, die Phagozyten immer wieder anzuregen ...".

Unsere Hochschulmedizin benötigte nahezu ein Jahrhundert, um dieses Statement zu akzeptieren. Und - wer will es leugnen - dieser wichtige Bereich aktiver Gesundheitsvorsorge wird noch immer kontrovers diskutiert und mit Mißverständnissen und Streitereien überfrachtet!

V

Q10 füttert das Immunsystem - aber nicht allein

Wie kann Q10 eine Optimierung der Abwehrfähigkeit des Menschen herbeiführen? Wir alle wissen, wie gewaltig ein grippaler Infekt mit Fieber, Erkältungssymptomen und Gliederschmerzen die Energiereserven des Körpers erschöpft. Nach überstandener Krankheit fühlen wir uns schwach, lustlos, müde, reizbar, und der Appetit läßt zu wünschen übrig. Den Genesungverlauf bestimmt jetzt, wie rasch die Energieproduktion in den Kraftwerken der Zellen wieder auf Touren kommt. Das Immunsystem benötigt zusätzliches Energiepotential, denn wegen der enormen Ausgaben ist das Energiekonto kräftig überzogen, und eine „Finanzspritze" in Form von Q10 kann das Defizit ausgleichen. Andernfalls läuft das Immunsystem Gefahr, bei einer erneuten Infektion sofort mattgesetzt zu werden, weil der körpereigene Schutzschild durchlöchert und abwehrschwach geworden ist.

Generell bedeuten die Bewältigung von Krankheiten und die Genesungsphase eine große Kraftanstrengung für den Organismus. Er muß ein Millionenheer von Zellen aktivieren, die zur „schlagkräftigen Truppe" des Immunsystems zählen, und außerdem die „chemischen Waffen" für eine erfolgreiche Abwehr synthetisieren. Genau wie im wirklichen Leben, wo wir uns vor besonderen Anstrengungen und Aktivitäten mit Vernunft und Augenmaß stärken, benötigt unser Abwehrsystem ganz spezifische Hilfen.

> *Die internationale Forschung hegt mittlerweile keine Zweifel mehr, daß unsere Ernährung zu den entscheidenden Voraussetzungen zählt, das Abwehrsystem zu stärken und je nach individuellen Herausforderungen zu stimulieren.*

Unser Körper braucht täglich eine ganze Palette von gut 50 Nährstoffen in ausgewogener Menge. Diese nutzt er zur Erhaltung des Selbst, und dazu zählt ganz unmittelbar die Abwehrfähigkeit. Umgekehrt erklärt das auch, weshalb unsere landesübliche Fehl-, Mangel- und Überernährung der Balance unseres Immunsystems soviel Schaden zufügt.

Eine Abwehrschwäche mit allen bekannten Folgen entwickelt sich in der Regel und gehäuft bei älteren Menschen. So ist die Tatsache zu erklären, daß generell die Krankheitshäufigkeit mit den gelebten Jahren ansteigt. Wer sich Krankenstatistiken genau anschaut, erkennt indes, daß die Folgen einer geschwächten Abwehr immer mehr auch auf jüngere Jahrgänge zutreffen. Und das ist nicht verwunderlich: 75 bis 80 % der täglichen Nahrung besteht bei der Mehrzahl aller

Deutschen aus industriell hergestellten oder vorgefertigten Nahrungsmitteln. Mit den restlichen 20 bis 25 % ist in Sachen Gesundheit und Krankheitsvorsorge aber auch kein Staat zu machen. Die Aufforderungen der Gesundheitsdienste und Krankenkassen zielen eindeutig auf eine ausgewogene fleisch- und fettreduzierte Kost ab. Wie jedoch im einzelnen das komplexe Abwehrsystem moduliert werden soll, und wie ein solcher Ernährungsfahrplan in der Küchen- und Kantinenpraxis aussehen müßte, wird hierzulande nur sehr zögerlich diskutiert. Steckt hier und da ein Wissenschaftler (oder Journalist) den Kopf aus dem Fenster und rät offen und ehrlich zu einer immunstärkenden Nahrungsergänzung mit bestimmten Vitaminen, Mineralien und Spurenelementen, so bekommt er von der konservativen Seite, vor allen Dingen von den Verfechtern einer „gesunden Mischkost", ganz schön Kontra. Flugs wird dann der Spieß umgedreht und sich vollmundig darauf hinausgeredet, daß es an notwendigen Eckdaten der Forschung im Hinblick auf den möglichen Schaden oder auch Nutzen einer Nahrungsergänzung fehle. Fragt man/frau aber unverblümt nach, wie es z.B. um den Vitamingehalt in Treibhausgemüsen und -salaten bestellt ist, die unter Kunstlicht gezogen wurden und während extrem kurzer Vegetationszeiten mit keinem Krümel Erde in Berührung kamen, dann sind Unbehagen und Kopfschütteln angesagt. Die offziellen Nährstofftabellen hierzulande sind alle gründlich antiquiert, sprich: mindestens 10 bis 15 Jahre alt. Trotzdem wird unverdrossen mit diesen

Angaben agiert und die Bevölkerung beruhigt. Die Werbung tut ein übriges und nutzt die allgemeine Verunsicherung nach Kräften aus. Ihre Produktinformationen über den (oft fragwürdigen) Gesundheitswert von Nahrungsmitteln aller Art werden von Ungezählten als seriöse Empfehlung betrachtet. Das heißt, sie landen in der Küche, und die Marketingstrategen lachen sich ins prallgefüllte Fäustchen. Wie aber sieht die Kehrseite der Medaille aus? Selbst fernab von Verkehr und Industrie der Ballungsräume ist die Luft voller Ozon. Im Trinkwasser steigt der Nitratgehalt, und die Agrarchemie macht es möglich, daß uns jederzeit ungezählte Gaumenfreuden preiswert zur Verfügung stehen. Blei, Cadmium, Smog, Schwefeldioxid und manches mehr schwängern die Atemluft der Städte. Industriestaub und Zigarettenrauch werden als Zugabe in Kauf genommen, und der allzu unbefangene Umgang mit dem Sonnenlicht und anderen kosmischen Strahlungen, derer wir uns kaum erwehren können, bewirkt ein hohes Maß an oxidativem Streß an und in unseren Körperzellen.

Wer darüber hinaus raucht, auf Medikamente angewiesen ist oder vielleicht Alkohol in größeren Mengen zu sich nimmt, verschärft die Gesamtsituation beträchtlich. Im Körper entstehen, wenn die Schutzfraktion aus den Mikronährstoffen Vitamin C und E sowie Beta-Karotin, Co-Enzym Q10, α-Liponsäure* und den Spurenelementen Zink und Selen nicht stark genug ist, gehäuft freie Radikale. Darauf werden wir in Kapitel VII ausführlich eingehen.

Anstatt diese Zeichen zu erkennen, die Ernährungsgewohnheiten zu ändern und mit gezielten Gaben von
Antioxidantien* und Q10 vorzugehen, greifen konservative Therapiekonzepte in den meisten Fällen ausschließlich auf Medikamente zurück. Es geht mir keineswegs
darum, notwendige Arzneimittel zu verteufeln und das
Kind mit dem Bade auszuschütten, sondern lediglich
auf ein Versäumnis hinzuweisen:

> *Es sollte sich längst unter den Medizinern in*
> *Forschung und Praxis herumgesprochen haben,*
> *daß Medikamente - und hier insbesondere deren*
> *Rückstände - den oxidativen Streß in und an*
> *Körperzellen drastisch erhöhen können.*

Um die Endprodukte einer medikamentösen Therapie ausscheiden zu können, sind ein erhöhtes Energiepotential und die gesamte Palette der antioxidativen
Nährstoffe in entsprechender Menge erforderlich.
Andernfalls läuft das strapazierte Abwehrsystem noch
stärker aus dem Ruder.

Dazu einige Denkanstöße:

Zu den allseits bekannten Nebenwirkungen zahlreicher chemotherapeutischer Medikamente in der
Behandlung von Krebspatienten zählt eindeutig ihr
immunschwächender Einfluß. Nach Organtransplan-
tationen werden Medikamente verabreicht, die Immunreaktionen gezielt ausschalten, um das - an sich
folgerichtige - Abstoßen des Fremdorgans zu verhindern. Es zweifelt auch niemand mehr daran, daß die

Einnahme von Antibiotika und die Anwendung von Kortisonpräparaten die körpereigene Abwehrfähigkeit generell schwächen.

Die logische Konsequenz für unsere Ärzte in Klinik und Praxis wäre, diese Erkenntnisse endlich ernst zu nehmen und gleichzeitig zur Medikation Antioxidantien und Q10 zu empfehlen. Da das Deutsche Reichsgesetz von 1932 (!!!) mit dem denkwürdigen Satz: „Vitamine sind nicht statthaft" - was soviel heißt wie nicht erstattungsfähig - für die Kostenträger nach nunmehr gut 60 Jahren unverändert gilt, sperren sich die gesetzlichen Krankenkassen bei der Kostenübernahme von Vitaminen mit Erfolg. Allerdings gibt es ganz bestimmte Ausnahmen, wie etwa bei der Übernahme der Kosten von Vitamin E-Präparaten in der Behandlung der Polyarthritis*.

Eigentlich müßte die Fülle internationaler Forschungsergebnisse der vergangenen 20 Jahre ausreichen, um die antioxidativen Mikronährstoffe im Bereich der Immunologie einzusetzen. Doch hierzulande bezahlen die Kassen lieber Unsummen für kurative Maßnahmen, während die Primär- und Sekundärprophylaxe noch immer die Rolle eines umhergestoßenen Hundes spielt, den ernsthaft niemand haben will (obgleich, um in diesem Bild zu bleiben, pathetisch von „Tierliebe" geredet wird). Ich möchte Sie, liebe Leserinnen und Leser, nicht über Gebühr mit gesundheitspolitischer Polemik belasten noch die Vielzahl klinischer Studien und Tierversuche vor Ihren Augen ausbreiten. Ein vollkommen anderer Gesichtspunkt sollte Sie überzeugen, gesundheitsbewußter zu leben und die Harmonisierung Ihres „Sechsten Sinnes" in den erklärten Mittelpunkt dieser Bemühungen zu stellen.

Die Weltgesundheitsorganisation (WHO) erklärte unlängst: „Ungesundes Leben wird bald die häufigste Todesursache in dieser Welt sein." Die Verlautbarung führt aus, daß ungesunde Ernährung, Streß, Rauchen, Fettleibigkeit und mangelnde Bewegung die Hauptursache für viele tödliche Krankheiten seien. Diese Faktoren nehmen laut WHO auch in den Entwicklungsländern bedenklich zu. Nun ist diese Botschaft durchaus nicht neu, wenn wir von dem Hinweis auf die sogenannte Dritte Welt absehen. Schon der französische Schriftsteller Voltaire (1694 - 1778) formulierte sarkastisch: „In den meisten Fällen ist die Todesursache eines Menschen sein Leben."

Nicht allein zur Überwindung unterschiedlichster Entgleisungen und Erkrankungen steht uns ein abwehrstarkes Immunsystem zur Seite, sondern es stellt schlechthin die Grundlage unserer körperlich-geistigen und seelischen Balance dar und ist Ausdruck dessen, was wir schlicht als ganzheitliche Harmonie des Selbst bezeichnen. Dazu zählt ein symbiotisches Fließgewicht zwischen Energieaufbereitung und -verbrauch, das die drei regulierenden Systeme des Organismus, 1. das Immunsystem, 2. das Nervensystem und 3. das endokrine (Drüsen)system* unablässig mit dem entscheidend wichtigen Energiestrom versorgen kann.

Außerdem wäre die komplexe Abwehrfähigkeit

des Menschen absolut unterschätzt, wenn wir sie allein auf den körperlichen Bereich beschränken, denn unser ganzer Organismus steht im Dienste der Abwehr. In einem Vortrag hat die Ärztin Dr. Dagmar Lanninger-Bolling über die Vernetzung aller Körpersysteme, also die ganzheitliche Betrachtungsweise, folgende Gedankengänge aufgezeigt: „Es ist doch eigentlich klar, daß jeder Impuls, jede Information, die ein lebendes System trifft, zunächst die feinstofflichen Ebenen des psychisch-geistigen Bereichs in Resonanz versetzt und erst zuletzt die groberen Molekularstrukturen der dichten stofflichen Form erreichen kann: unseren Körper! Eine gesunde Psyche befindet sich im Rahmen natürlicher Bio-Rhythmen in einem symbiotischen Fließgewicht zwischen Aufnehmen und Verarbeiten - um neue Bewußtseinsinhalte zu entwickeln und wieder abzugeben. Nehmen und Geben halten sich die Waage."

Die Balance unseres Immunssystems wird von Hypophyse* und Hypothalamus* entscheidend beeinflußt. Und das heißt: über den Kopf erreichen und steuern uns Impulse und Signale, die bis in jede Zelle reichen. Vom Kopf her gehen Emotionen und Denkprozesse wie Lebensfreude, Glück und Trauer, Liebe, Lachen und Weinen aus. Sie informieren die zelluläre und humorale Abwehr sowie die phagozytierenden Zellen* nach uralten biologischen Gesetzmäßigkeiten. „Alle Abwehrzellen", sagt der Münchner Immunologe Dr. Peter Schleicher, „stehen kommunikativ miteinander in Verbindung. Sie verändern sich im harmonischen Zusammenspiel nur dann, wenn ihnen ihre

urtümliche Aufgabe zuteil wird, Krankheiten abzuwehren. Sofort nach Erfüllung dieser Aufgabe schwingt
das System wieder in einen urharmonischen Zustand
zurück." Aus der Betrachtung dieser immunologischen
Vorgänge kann man schließen, daß unser Immunsystem
in harmonische, ja kosmische Gesetzmäßigkeiten
eingebunden ist. Die persönliche Lebenskraft und
Energie sind die ausschlaggebende Initialzündung
dafür, wie harmonisch, ausgewogen und abwehrstark
sich die biologisch verankerten Gesetzmäßigkeiten die
Waage halten.

Wird dagegen für die Bewältigung körperlicher,
geistiger und psychischer Belastungen unangemessen
viel Energie benötigt, gerät das Fließgleichgewicht
unserer Lebensenergie in Gefahr. Krankheiten, Trauer,
Verlusterlebnisse, Ängste und akute Streßfolgen können
dann nicht mehr mit der erforderlichen Elastizität und
Anpassungsfähigkeit des Immunsystems verarbeitet
werden. Gestreßt und genervt, verunsichert und
enttäuscht leiden wir unter Energielosigkeit und
Antriebsschwäche. Im gleichen Maße, wie das Gefühl
der Mutlosigkeit und Trauer von uns Besitz ergreift,
schwindet das Selbstvertrauen. Vielfach schlägt jetzt
die Stunde der Beruhigungs- und Aufputschmittel,
insbesondere aber der Seelentröster aus der Retorte,
die wie eine rosarote Brille wirken und das ver-
zweiflungsvolle Grau des Bewußtseins aufhellen sollen.
Die Alltagsdrogen Alkohol, Koffein, Nikotin sowie
Süßigkeiten im Übermaß übernehmen weitere
Stellvertreterrollen. Nach anfänglicher Euphorie werden

dabei in den meisten Fällen selbstzerstörerische Impulse frei, welche sich als Hilflosigkeit und Autoaggression äußern können. Genauso verläuft bei schmerzlichen Empfindungen der eigenen Energielosigkeit auch die Suche nach Ablenkung und Betäubung. Durch den hemmungslosen Konsum von Reizen ist es allemal möglich, die Sensibilität für die unterschiedlichen Signale des Körpers, des Geistes und der Seele vollends zu verlieren.

Ohne strikte Kursänderung nimmt die Entwicklung ihren Lauf, und der Weg in die Wehrlosigkeit des Immunsystems ist vorgezeichnet. Zuerst erlischt das Licht der Seele und des Geistes. Danach steht das gesamte System einer wahren Flut zerstörerischer Fremdeinflüsse hilflos gegenüber. Diese Erkenntnisse der modernen Psychoneuroimmunologie* unterstreichen die Vernetzung aller Körpersysteme untereinander, die im Dienste der menschlichen Abwehr stehen. Sie unterstreichen den entscheidenden Einfluß der Psyche auf unsere Abwehrfähigkeit, und das heißt:

Wir benötigen 1. natürliche Biorhythmen und 2. ein optimales Gleichgewicht zwischen Geben und Nehmen des Energieflusses.

> *Diese Harmonie kann nur erreicht werden, wenn ein prallgefülltes Energiekonto auf die Herausforderungen unseres hektischen Alltags in einem vielfach naturfernen Lebensraum elastisch reagiert. Genau hier greift Q10 in engem Verbund mit den anderen antioxidativen Nährstoffen stabilisierend und ausgleichend in das Abwehrgeschehen ein.*

Dagegen kann jede Energiekrise die eingespielten Gesetzmäßigkeiten unserer körpereigenen Abwehrmechanismen gravierend stören und sogar vollends außer Kraft setzen.

Wie hatte doch die DGE-Verlautbarung das Co-Enzym Q10 genannt? Unerforschte Streß-Killer-Pillen ....

Geht die Lebensenergie Zug um Zug durch bedrückenden Streß von außen und oxidativen Streß von innen verloren, so muß man davon ausgehen, daß die gesetzmäßige Rückkehr des Immunsystems in seinen urharmonischen Zustand nicht mehr möglich ist. Kann die Abwehr sich nicht mehr erholen, ist der Weg in eine latente Immunschwäche frei, und das gesamte System steht nun in zunehmendem Maße zerstörerischen Einflüssen wie Krebs, AIDS und anderen Erkrankungen gegenüber.

Es gibt heute überhaupt keinen Zweifel mehr, daß anhaltender Streß in seiner negativen Variante unsere Abwehrkräfte mattsetzt! Relativ neu ist jedoch die Erkenntnis, daß auch psychische Überforderung, die das seelische Gleichgewicht ins Trudeln bringt, an der Krankheitsentstehung unmittelbar beteiligt ist.

Jeder zweite Patient in der Arztpraxis leidet mittlerweile an einer psychosomatischen* Entgleisung! Nach einer britischen Studie an 394 Freiwilligen verdoppelt sich das Erkrankungsrisiko durch zermürbende Lebenssituationen wie berufliche und private Enttäuschung und Überforderung sowie anhaltende Trauer und Verlustängste. All diese Empfindungen schmälern die

Widerstandskraft gegen Erkältungen und Grippe. Daß andere Faktoren diesen psychischen Bedrückungen gegenüber weniger wiegen, zeigte eine Untersuchung der Begleitumstände. Weder gesundheitliches Fehlverhalten wie zu wenig Schlaf noch der übliche unbefangene Umgang mit erkrankten Mitbewohnern im Haushalt hoben das Erkrankungsrisiko an, sofern die Betroffenen nicht gleichzeitig unter starkem psychischen Druck standen.

Der Streßkiller Q10 (ich nutze bewußt diese Formulierung) kann - falls er in ausgewogener Menge zur Verfügung steht, das Resonanzverhalten des Organismus anpassungsfähig und ausgewogen gestalten. Er ist in der Lage, Feinde rechtzeitig auszugrenzen, weil das Immunsystem mit Energie gespeist und dadurch eine klare Trennung zwischen körperlichen „Selbst" und „Nicht-Selbst" ermöglicht wird. Anderenfalls - wenn das Energiepotential für die Bewältigung körperlich-geistiger und psychischer Herausforderungen überproportional strapaziert ist - wird der Körper anfällig, weil die Immunabwehr nicht mehr ihr hohes Leistungspotential erreicht.

VI

Wie ein altes tibetisches Medizinbuch die energetische Schwäche erklärt

Zu Beginn des 20. Jahrhunderts entdeckten Krebsforscher eine Reihe von Viren, die möglicherweise an der Entstehung von Krebs beteiligt sein konnten. Bis zum heutigen Tage hat dieser virale Bereich der Tumorforschung unter den gestrengen Augen der Wissenschaftler Höhen und Tiefen erlebt. Dennoch steht mittlerweile folgendes fest: Für eine Tumorbildung kommen bestimmte Papilloma-* und Herpesviren*, darunter das Epstein-Barr-Virus*, in Frage. Man ging euphorisch davon aus, daß diese Erkenntnisse der modernen Krebsforschung zugeschrieben werden müßten - und irrte gewaltig. Ein altes tibetisches Medizinbuch aus dem 11. Jahrhundert zeigt nämlich ganz erstaunliche Parallelen zu den westlichen Denkmodellen der Tumorentstehung auf.

Bei dieser Schrift handelt es sich um das Hauptwerk tibetischer Medizin „Gyü-shi", das Buch der vier Tantras der Medizin. Es enthält eine Vielzahl von Unterweisungen in altindischer, ayurvedischer, chinesischer und vorbuddhistischer tibetischer Medizin. Da das Werk noch heute für tibetische Ärzte maßgebend ist, wurde es über die Jahrhunderte hinweg erweitert und mit Kommentaren ergänzt. Das Gyü-shi führt die Tumorentstehung auf ein Zusammenspiel unterschiedlicher Ursachen wie Ernährungsmängel, emotionale Belastungen und schicksalhafte Ereignisse sowie die individuelle körperliche Konstitution zurück. Für den Ausbruch einer Krebserkrankung macht das alte Medizinbuch einen „schärfstens wirksamen Reizstoff" verantwortlich, der „Dämonengift" genannt und als winzig klein, kupferrot, zahlreich und viel schwerer wahrnehmbar als andere Stoffe beschrieben wird. Dieser sogenannte Reizstoff befinde sich im Blut, und von dort aus - so heißt es - könne er sich in Blitzesschnelle im ganzen Organismus ausbreiten. Er befalle vorrangig den Kopf, Bereiche der Kehle, den Magen und Darm, die Haut, Gelenke und Knochen sowie die Muskulatur. Die traditionelle tibetanische Medizin beschreibt auch die Vorgehensweise des Reizstoffes. Das gesamte Tumorgeschehen wird nicht nur als „materielle Erscheinung", sondern gemäß der engen Verwurzelung dieser Medizin im Buddhismus von ihrer immateriellen, energetischen Seite betrachtet.

Der überraschende Denkansatz dieser alttibetischen Medizin:

Bevor eine Geschwulst sichtbar wird, geht der Krankheit eine energetische Schwächung des Körpers voraus. Das bedeutet: der Reizstoff greift

> *Teile des „vitalisierenden Energiekörpers" - der den Menschen ein Leben lang umgibt - an und zerstört ihn. Dadurch können einzelne Organe vom „Lebensstrom abgeschnürt werden".*

Im Gyü-shi steht geschrieben, daß die Krebsentstehung mit „einer mangelhaften Durchatmung der Organe" verbunden sei, wobei der Energieverlust auf eine unzulängliche Versorgung mit „feinstofflichen Essenzen" zurückgeführt wird.

Der Mehrzahl unserer Ärzte und Wissenschaftler sträuben sich bei diesen Betrachtungen mit Sicherheit die Haare, während Sie als aufmerksame Leserinnen und Leser durchaus verblüffende Bezüge zu der Energiebereitstellung durch Co-Enzym Q10 und der Krebsentstehung aus unserer Sicht bemerken werden. Die tibetische Medizin trifft in ihrer jahrhundertealten und lebendigen Tradition auf streng naturwissenschaftlich ausgerichtete, westliche Denkmuster, und so sind Mißverständnisse direkt vorprogrammiert. Andererseits macht ein Hinweis hellhörig: Ein entscheidender Risikofaktor für die Entstehung einer Krebserkrankung sind die Stoffwechsel-Endprodukte atmungsgeschädigter Zellen in Form von Hydroxylamin-Substanzen*. Bereits im Jahre 1949 konnte der Biochemiker Prof. Otto Neunhoeffer nachweisen, wie aus einer Vielzahl chemischer Substanzen der Stoffklasse Hydroxylamin Krebs entstehen kann. Heute kann als gesichert angenommen werden: Je stärker diese Belastung im Organismus des Menschen ausgeprägt ist, um so höher ist auch das Krebsrisiko.

Das tibetische Medizinbuch Gyü-shi verbindet spirituelle Weisheit und rationale, ganzheitliche Erfahrungen in einem jahrhundertealten Schmelztiegel. Solche Dimensionen sind unserem Medizinbetrieb im Verlauf seiner Entwicklung zu Perfektion sowie naturwissenschaftlich beweisbarer Diagnostik und Behandlung schlicht verlorengegangen. Das Archaische, Magische und Mystische im Menschen hat dort keinen Platz mehr, und dennoch ist es in uns allen, nicht allein bei den Menschen in der sogenannten Dritten Welt.

Wenn sich die moderne Medizin in der Hauptsache physikalischer und chemischer Methoden bedient, um Krankheitsursachen zu erkennen, dann erreicht sie zwangsläufig nur einen Teil des Menschen und negiert die Vernetzungen der Krankheitsentstehung und Heilungschancen auf körperlicher, seelischer und geistiger Ebene.

Jetzt endlich kommt bei einigen Medizinern - wenn auch verhalten - die Erkenntnis auf: Das kann es doch nicht gewesen sein..., und so spricht man hier und da wieder von den übergreifenden Gesetzmäßigkeiten, die den Menschen als ganzheitliches Wesen sehen, annehmen und begreifen.

Professor Thure von Uexküll, bekannt als kritischer Wissenschaftler und Denker, drückte das folgendermaßen aus: „Die Physiker glauben längst wieder an den lieben Gott, nur die Mediziner glauben noch an die Physiker."

Ich glaube fest daran, daß sich die moderne Medizin

im Umbruch befindet, denn ist sie nicht bereits an ihre Grenzen gestoßen, und hat sie diese nicht möglicherweise bereits überschritten? Die bedrückenden Krankheiten unseres Zeitalters wie Herz-Kreislauf-Leiden, Krebs und AIDS konnte die moderne Medizin mit ihren Vorgehensweisen nicht besiegen. Dadurch sind die Menschen in ihrer Mehrzahl verunsichert. Sie suchen nach den Geheimnissen der Natur und nach neuen Lebensenergien. So liegt es im Bereich des Möglichen, daß sich unser Medizinbetrieb angesichts der Wende zum dritten Jahrtausend auf seinen eigentlichen Ursprung besinnt und der Menschheit das zurückgibt, was sie - wenn auch in anderer Form - jahrtausendelang besessen hat: die ganzheitliche, vernetzte Betrachtungsweise des erkrankten Menschen als Teil des Universums.

VII

Freie Radikale - oder die zwei Gesichter des Sauerstoffs

Die wichtigste Energiequelle, vom ersten Schrei bis zum letzten Atemzug eines Menschenlebens, ist der Sauerstoff. Alle Lebensfunktionen des Organismus - vorrangig die chemische Umsetzung von Nährsubstanzen in Energie - sind an die unablässige Gegenwart von Sauerstoff geknüpft.

Der im Körper verfügbare Sauerstoff eines Erwachsenen (etwa 1,5 Liter) reicht bei 50%iger Verwertbarkeit und einem Bedarf von ca. 250 ml pro Minute lediglich für eine Zeitspanne von 3 Minuten aus. Erfolgt der Nachschub schleppend oder stoppt die Sauerstoffzufuhr vollends, treten in den extrem sauerstoffhungrigen Gehirnzellen die ersten nachhaltigen Störungen auf.

Sauerstoff ist buchstäblich unser Überlebensmittel Nummer 1!

Schon eine nur geringfügig verminderte Sauerstoffversorgung macht sich durch eine Vielfalt von Mißempfindungen und Erkrankungen wie Durchblutungsstörungen der Arme und Beine, unerklärbare

Müdigkeit und Leistungsabfall, Konzentrations- und Gedächtniseinbußen sowie Instabilität des körpereigenen Abwehrsystems bemerkbar. Befindet sich zu wenig Sauerstoff im Organismus, schwillt das zarte Epithel - die Innenauskleidung der feinen Blutgefäße - an. Daduch wird die lichte Weite unserer buchstäblich haardünnen Kapillaren verengt, und der Blutstrom kann die Lebenselixiere Sauerstoff und Nährsubstanzen nur mit verstärkter Anstrengung, also unter deutlicher Drucksteigerung, zu den Zellen transportieren. Erhält der Körper wieder ausreichende Sauerstoffmengen, schwillt die Innentapete der feinen Haargefäße langsam ab, und die Blut-Mikrozirkulation verläuft aufgrund körpereigener Selbstregulation unter deutlich verbesserten Bedingungen: die gefährdeten Zonen des Körpers werden wieder normal versorgt und die Stoffwechselendprodukte zügig abtransportiert.

Eine optimale Sauerstoffversorgung heißt ganz einfach Zugewinn an Vitalität, Leistungsfähigkeit, Lebensfreude und gutem Aussehen. Die innere Atmung wird angekurbelt, denn durch die optimale Sauerstoffsättigung des Blutes verlaufen alle Stoffwechselfunktionen zügiger. Zudem wird der Energieumsatz gesteigert, das Immunsystem gekräftigt, die Anpassungsfähigkeit des Körpers erhöht und die Altersuhr zu einer langsameren Gangart bewegt. Körperliche Betätigung und das damit unmittelbar verbundene Sauerstofftanken haben nach umfangreichen Studien auch einen ganz wesentlichen antidepressiven Effekt. Die Stimmung steigt spürbar, Spannungen und Erregung lösen sich, und der Ansatz einer Depression wird bereits im Keim erstickt. Diese positiven Einflüsse beruhen in erster Linie auf einer verbesserten Durchblutung der Gehirnzellen. Dieser Effekt ist jedoch von der Dauer und Regelmäßigkeit körperlicher Betätigung im Freien abhängig.

Schon seit geraumer Zeit wird vermutet, daß bestimmte körpereigene Hormone bei sportlicher Betätigung in der freien Natur in den Blutkreislauf gelangen. Sie werden vom Lustzentrum im Gehirn ausgeschüttet und als wohltuend und entspannend empfunden. Auf einen kurzen Nenner gebracht heißt das:

Regelmäßiges Bewegungstraining in frischer Luft wirkt direkt gegen den Alltagsfrust.

„Mutters Gymnastikstunde" bringt in dieser Hinsicht wenig. Ein aktives Herz-Kreislauf-Training und/oder die Vorbeugung gegen Gelenk- und rheumatische Erkrankungen sowie osteoporotischen Knochenschwund sind nach heutigem Kenntnisstand allein durch „arbeitsnahe Ausdauerübungen in sauerstoffreicher Luft" sinnvoll. Eine optimale Sauerstoffsättigung des Blutes mindert das Risiko gestreßter Menschen erheblich, in die Herz-Kreislauf-Gefahrenzone hineinzurutschen, ohne es zu bemerken. Vor jedem operativen Eingriff sollte nach Möglichkeit zusätzlicher Sauerstoff gegeben werden, um das Streßrisiko zu senken. Auch wird die Erholungsphase bedeutend verkürzt, wenn dem angegriffenen Organismus genügend energiespendender Sauerstoff zur Verfügung steht.

Unermüdlich forderte der im Jahre 1986 verstorbene Arzt und Krebsforscher Professor Dr. Ernst Krokowski, jedem Patienten nicht nur vor der Operation, sondern im Verlauf der anschließenden Bestrahlung und/oder Chemotherapie zusätzlich Sauerstoff zu verabreichen, um die körpereigenen Abwehrkräfte während der belastenden Behandlung zu stärken.

Der volkstümliche Arzt und Schriftsteller Christoph Wilhelm Hufeland (1762 - 1832) schrieb bereits zu seiner Zeit, daß „jene Menschen gesund alt werden, die sich häufig in der frischen Luft aufhalten, denn ein guter energetischer Zustand mobilisiert die Widerstandsreserven des Körpers nachhaltig."

Diese Aussage ist unverändert aktuell.

Unsere Arbeitswelt und allgemeine Lebensweise, die Schadstoffbelastung der Atemluft und der hinlänglich angeprangerte Bewegungsmangel vermehren jedoch in zunehmendem Maße die Sauerstoffarmut des Körpers. Wir bewegen uns nicht nur zu wenig, sondern sind außerdem zu faulen, oberflächlichen Atmern geworden - von der dicken Luft in den Ballungsgebieten ganz zu schweigen. Da bleibt höchstens am Wochenende Zeit zum Sauerstofftanken. Aber sind die im Verlauf der Woche angehäuften Defizite durch einen gemütlichen Spaziergang wettzumachen? Die Präventivmedizin sagt eindeutig: Nein. Allein dauerorientierte Belastungen können eine Lösung anbieten. Das bedeutet, dreimal pro Woche so zu trainieren, daß etwa 50 % der persönlichen Leistungsfähigkeit mobilisiert und die Übungen durchschnittlich auf jeweils 40 bis 50 Minuten ausgedehnt werden. Zu den empfehlenswerten Sportarten zählen zügiges Laufen, Radfahren, Joggen, Rudern, Ballspielen, Schwimmen und Skilanglauf. Als Faustregel gilt:

> *Die Pulsfrequenz darf bei freizeitsportlicher Betätigung nicht höher steigen als auf 180 Schläge pro Minute minus Lebensalter.*
> *Während des Bewegungstrainings sollte man/frau sich noch unterhalten können, ohne außer Atem zu geraten.*

Wie sieht das im Alltag aus? Im Rahmen eines dauerorientierten Trainings können beispielsweise dreimal wöchentlich 4 km rasch gelaufen werden. Zügiges Spazierengehen und Walking in sauerstoffreicher Luft sind ebenso sinnvoll. Nach Ansicht von Experten und Sportmedizinern reicht dies aus, um einen günstigen Sauerstoffstatus zu erreichen und zu erhalten, die Herzleistung zu verbessern, Risiken wie Fettstoffwechsel-Störungen zu senken, Herzrhythmusstörungen vorzubeugen, die Gefahr von Thrombosen zu vermindern sowie allgemein die psychophysische Belastbarkeit und Anpassungsfähigkeit zu stabilisieren.

*Eine biologische Balance durch optimale Sauer-
stoffsättigung in allen Zellen, Geweben und
Organen ist die beste Voraussetzung für körperlichgeistige und seelische Fitneß.*

Nutzen wir darum den Sauerstoff als die entscheidende Energiequelle aller unserer Lebensvorgänge.

Auf der anderen Seite jedoch gibt es auch negative
Einflüsse, die wir nicht nur erkennen, sondern denen
wir rechtzeitig und konsequent gegensteuern sollten.
Denn:

*Sauerstoff ist nicht nur der unverzichtbare Brenn-
stoff allen Lebens! Diese effiziente körpereigene
Energiegewinnung birgt zugleich infolge von
Nebenreaktionen des aktivierten Sauerstoffs
erhebliche Risiken in sich.*

Wir Sauerstoffatmer machen uns kaum Gedanken
darüber, daß unser unverzichtbares Lebenselixier ein
hochgiftiges Gas ist, das den gesamten Organismus
unaufhörlich der Gefahr von zerstörerischen Oxida-
tionsprozessen aussetzt. Aus diesem Grunde spreche
ich von den zwei Gesichtern des Sauerstoffs.

Der betrübliche Anblick eines verrosteten Autos
macht jedem Betrachter klar, was der Sauerstoff der
Luft im Laufe der Zeit an dem geheiligten Blech der
Deutschen anrichten kann. Der gefürchtete Rostansatz
ist keineswegs eine traurige Errungenschaft unseres

modernen Zeitalters: „Als in der frühen Geschichte des Lebens auf unserer Erde einige Algen damit angefangen hatten, Sauerstoff zu produzieren, starb der größte Teil der damaligen Erdbewohner aus", schreibt A. Furtmayr-Schuh in ihrem Buch „Postmoderne Ernährung". Die Autorin fährt fort: „Für die an sauerstofflose Lebensbedingungen angepaßten Organismen wirkte Sauerstoff tödlich. Sauerstoff dürfte demnach die erste globale Umweltverschmutzung auf unserem Planeten gewesen sein... ."

Über die Jahrmillionen der Evolution hinweg bestand nur eine Chance für die Lebewesen, die sich an den Einfluß des hochgiftigen, aber äußerst nützlichen Sauerstoffs anpassen konnten. So entwickelten Tier und Mensch sogar Methoden, mit Hilfe des Sauerstoffs innerhalb ihrer Körperzellen Energie aufzubereiten. Zu diesem Zweck sind bekanntlich Fette, Eiweißsubstanzen und Glukose vonnöten. Das Ergebnis dieses von Sauerstoff getragenen Verbrennungsprozesses ist das bereits erwähnte ATP, unser energetisches „Wechselgeld" des Körpers.

Aber die "Verbrennung" des mit der Atemluft aufgenommenen Sauerstoffs in der Atmungskette verläuft nicht rückstandsfrei. Neben den regulären Stoffwechselendprodukten Wasser und Kohlendioxid entstehen die sogenannten Peroxid- oder Superoxidradikale. Diese freien Radikale reagieren in der Zellflüssigkeit sofort weiter zu den sehr aggressiven Hydroxylradikalen.

Daß solche freien Radikale dem gesamten Organismus Schaden zufügen können, weiß aufgrund der

Werbung (z.B. auf Hautpflegeprodukten) schon beinahe jedes Kind. Als freie Radikale werden jene Atome, Moleküle oder Molekülbruchstücke bezeichnet, um die ein einzelnes und damit ungebundenes Elektron schwirrt. In diesem instabilen und deshalb hoch reaktiven Zustand strebt das freie Radikal eine stabile chemische Verbindung an. Der betroffene Partner, an den es sich anlagert, z. B. ein Fettsäuremolekül oder ein Eiweißbaustein als Bestandteil einer Zellmembran oder eines Enzyms, wird auf diese Weise geschädigt oder zerstört.

Freie Radikale entstehen beispielsweise beim Zerfall von Ozon, das uns insbesondere während der Sommermonate auf die Atemwege schlägt, die Augen zum Tränen bringt und die Leistungsfähigkeit stark abfallen läßt. Während Sauerstoff in der Regel als relativ stabiles zweiatomiges Molekül vorliegt, entstehen z. B. unter dem Einfluß von UV-Strahlen dreiatomige Sauerstoffmoleküle, das Ozon. Diese Verbindung ist sehr instabil und zerfällt, sobald sich eine Bindungsmöglichkeit mit anderen Stoffen anbietet.

Freie Radikale sind sehr reaktionsfreudige Stoffe und bei der Auswahl ihrer Partner alles andere als wählerisch. Gehen sie chemische Verbindungen ein, kann es in der Folge zu beträchtlichen Kettenreaktionen kommen.

Spielen sich diese Ereignisse in den Zellmembranen oder - noch bösartiger - im Zellkern ab, dann gerät, wie bereits beschrieben, die Erbsubstanz (DNS*) der betroffenen Zelle in Gefahr, Fehlinformationen an neu zu bildende Zellgenerationen weiterzugeben.

Ungezählte internationale Forschungsergebnisse der vergangenen zwei Jahrzehnte zeigen unmißverständlich, daß eine Reihe von Erkrankungen wie

Hypoxie*/Ischämie* - Störungen der Durchblutung von Geweben, neurogeriatrische* Krankheiten, thermische Schäden, Arteriosklerose, Katarakt, Alterung und damit verbundene Multimorbidität, Störungen der Autoimmunität und anderer Immunreaktionen, chronische Polyarthritis, Krebs, Berufs- und Umweltkrankheiten

in enger Beziehung zu den Auswirkungen des aktivierten Sauerstoffs in und an unseren Zellen stehen. Die negativen Auswirkungen beruhen auf einer übermäßigen Bildung von Sauerstoffradikalen. Ein freies Radikal besteht aus einem Molekülteil, das im Verlauf körpereigener, chemischer Reaktionen (zum Beispiel dem Zusammenschluß von Fettsubstanzen und Sauerstoff) entsteht und sich anschließend verselbständigt. Es geht mit Molekülen faseriger Eiweißstoffe recht unproblematisch Verbindungen ein. Daraufhin vernetzen sich die Proteine untereinander, indem sie fest aneinander haften. Im Verlauf solcher Vernetzungsprozesse entsteht eine zunehmende Zahl „biochemischer Handschellen". Die Eiweißstoffe werden daran gehindert, ihre natürlichen Aufgaben zu erfüllen, sie können nicht mehr problemlos und geschmeidig aneinander vorbeigleiten. Als Folge dieses

Geschehens werden Kollagen* und Elastin* des Unterhautbindegewebes unnachgiebig, es bilden sich auf der Haut Falten und Runzeln. Das Kollagen (etwa ein Viertel des gesamten Körperproteins) wird nicht umsonst als „Mörtel" des komplexen Bauwerks Zelle bezeichnet. Jede unserer Billionen Zellen ruht in einem Bett aus Kollagen und erhält hierdurch Halt und Struktur. Außerdem müssen alle Energieträger wie Nährsubstanzen, Sauerstoff und Wasser das Kollagen passieren, und in umgekehrter Richtung durchlaufen die Stoffwechsel-Endprodukte jenes Mörtelbett, um ordnungsgemäß zur Ausscheidung zu gelangen. Diese elementaren Prozesse können durch überschießende freie Sauerstoffradikale mehr oder minder erschwert und sogar vollends unterbunden werden.

Nach neuen Ergebnissen der internationalen Grundlagenforschung verläuft eine frühe Schädigung der Zelle oder ihrer Strukturen stets auf der Basis eines nicht beherrschbaren Zugriffs freier Sauerstoffradikale.

Allerdings verfügt jeder Mensch über eine sehr individuell geprägte innere und äußere Umwelt, die in unterschiedlicher Weise eine Radikalenbildung hervorruft und begünstigt. Außerdem spielen die genetische Veranlagung und Disposition eine nicht zu unterschätzende Rolle.

Allgemein sind freie Radikale durchaus nichts Ungewöhnliches. Sie entstehen etwa während der chemischen Kettenreaktionen in der Atmungskette zwangsläufig. Wichtig, ja lebensnotwendig sind sie dabei deshalb, weil sie diese Stoffwechselreaktionen in den Mitochondrien unaufhörlich vorantreiben. Immer wieder aber kommt es dabei zu Entgleisungen. In deren Folge entstehen unkontrolliert reaktionsfreudige Zwischenprodukte, die sich mit einer Vielzahl von Substanzen und Stoffen verbinden können, wobei auch die Gefahr toxischer Wirkungen hervorgerufen werden kann.

Neben der hauptsächlichen Quelle endogener* Sauerstoffradikale in den Kraftwerken der Zellen sind wir einer wachsenden Gefährdung durch Radikal-bildner aus unserer Umwelt ausgesetzt. Diese exoge-nen* Einflüsse haben unter anderem ihren Ursprung in der Luftverschmutzung. Mit jedem Atemzug gelangen mehr oder minder unbemerkt Schadstoffe aus der Atmosphäre in den Organismus. Dämpfe, Rauch und Staub, Auto- und Industrieabgase vereinigen sich zu einem radikalgeschwängerten Giftcocktail. Dessen Toxizität ergibt sich aus den giftigen Zutaten, den Oxidantien und Radikalen. Zu Luftschadstoffen wie Kohlenmonoxid (CO), Stickoxid (NO_2) oder Schwefel-dioxid (SO_2) tritt in den Sommermonaten noch das besonders giftige Ozon hinzu. Professor Dr. Karlheinz Schmidt schreibt dazu:"Drei Teile auf eine Million (3ppm) Ozon in der Atmosphäre führen beim Menschen in wenigen Stunden zum Tod. In starkem Smog über vielen Großstädten der ganzen Welt wird schon 1 ppm Ozon gemessen."

Ich wundere mich immer wieder darüber, daß die Gesundheitsämter bei hochsommerlichen Smogbelastungen mit erheblicher Grenzwertüberschreitung lediglich Kinder und ältere Menschen vor einem Aufenthalt und Anstrengungen im Freien warnen. Ein wirksamer Hinweis wäre, die Einnahme der bekannten Radikalfänger Vitamin C und E sowie Beta-Carotin anzuraten. Gezielte Aufklärung tut not, aber solange die meisten unserer Ärzte der Nährstoffmedizin gegenüber unverändert Vorbehalte haben und die oberste Ernährungsbehörde keinen Handlungsbedarf sieht, wird sich von offizieller Seite nichts ändern. Unser bürokratisiertes Gesundheitswesen kommt mir - nicht nur in diesem Fall - wie eine Krankenschwester vor, die einen schlafenden Patienten weckt, um ihm die vom Arzt verordnete Schlaftablette zu verabreichen. Wer seinem gesunden Menschenverstand folgt, muß einsehen, daß unsere veränderten Lebens-, Arbeits- und Ernährungsbedingungen sowie die vielschichtigen Folgen der Umweltbelastungen infolge der Industrialisierung und Technisierung uns alle von naturnahen Lebensbedingungen weit entfernt haben. Ein wichtiger Gesichtspunkt ist dabei die erschreckend hohe Radikalbelastung. Unser Organismus hat sich neben den natürlichen endogenen zunehmend mit einer Flut exogener Radikalbildner auseinanderzusetzen. Wir alle bezahlen diesen niemals zuvor erlebten Sprung des industriellen Fortschritts mit der Ausbildung einer oder mehrerer Zivilisationserkrankungen. Dank der High-Tech-Medizin, vor allem des hervorragenden Sieges über die Infektionskrankheiten sowie der Reduzierung der Mütter- und Säuglingssterblichkeit werden wir heute zwar deutlich älter. Aber heißt das nicht auch, daß wir krank älter werden, daß wir nur langsamer sterben?

Mit den unmittelbaren Folgen jener unaufhörlichen Belastung durch überschießende freie Radikale haben sich mittlerweile die Innere Medizin, die Chirurgie, die Immunologie, die Intensivtherapie, die Gynäkologie und Geburtshilfe, die Allergologie* und die Kinderheilkunde auseinanderzusetzen. Die Belastung durch freie Radikale ist zu einem fachübergreifenden Problem geworden.

Dicke Luft durch Benzol

Wer an einer Hauptverkehrsstraße wohnt, ist am schlimmsten dran, aber auch Menschen, die in der Nähe von Grünanlagen zu Hause sind, können keineswegs erleichtert aufatmen: Unsere Luft ist durch und durch mit krebserregendem Benzol belastet. Eine umfangreiche Studie des Münchner Umweltreferats - die erste dieser Art in Deutschland - deckte jüngst alarmierende Fakten auf:

An vielen Straßen unserer Städte wird der vom Bundesumweltminister angestrebte Grenzwert für dieses Atemgift um das Sechsfache überschritten. Die Benzolbelastung wird ausschließlich vom Straßenverkehr verursacht. Damit hat sich die Industrie ein Kuckucksei ins Nest gelegt, denn man löste das giftige

Blei im Benzin durch einen „Ersatzstoff" - eben das krebserregende Benzol - ab. Nach der neuen Bonner Sommer-Smog-Verordnung darf bis 1995 die Benzolbelastung 15 Mikrogramm, bis zum Jahr 1998 zehn Mikrogramm pro Kubikmeter Luft nicht überschreiten. Fast alle Straßen Münchens müßten angesichts der gemessenen Belastungen - der höchste Wert beträgt 64,5 Mikrogramm! - für den Autoverkehr gesperrt werden, und in anderen Großstädten sieht es sicherlich nicht besser aus.

Im Gegensatz zum Ozon reichert sich Benzol (wie Blei) im Körper an. Das fettlösliche Gift gelangt ungehindert mit der Atemluft in die Blutbahn und überflutet die Zellen mit freien Radikalen. In der erwähnten Studie wird als mögliche Folge Knochenmarkskrebs genannt, und es folgt der Hinweis: „Vor allem Kinder und ältere Menschen sind betroffen". Leukämieerkrankungen häufen sich nachweislich zwischen dem 2. und 10. sowie nach dem 40. Lebensjahr. Die schnell wachsenden Zellen von Kindern werden von Benzol-Radikalen stark in Mitleidenschaft gezogen, gleiches gilt für Menschen in der zweiten Lebenshälfte. Hier nimmt die Widerstandskraft ohne zielgerichtete Hilfe durch die Gegenspieler freier Radikaler stetig ab. Aus diesem Grunde empfehlen Präventiv-Mediziner eine zusätzliche Einnahme von Antioxidantien ab 40, um einer Häufung von zivilisationsabhängigen Krankheiten rechtzeitig vorzubeugen.

Leider kommt die Studie des Umweltschutzreferats nur zu dem Schluß, „den Autoverkehr zu reduzieren" und empfiehlt, eine Initiative des Deutschen Städtetages voranzutreiben, wonach der Benzolgehalt im Benzin um ein Drittel gesenkt werden soll. Übrigens trifft die dicke Luft ihre Verursacher selbst am meisten. Durch das Gebläse und verdunstendes Benzin liegt die durchschnittliche Benzol-Konzentration im Auto zwischen 50 und 300 Mikrogramm! Gegen diesen akuten Ansturm freier Radikale müßten eigentlich in jedem Handschuhfach die Antioxidantien Vitamin C, Vitamin E, Beta-Carotin und Q10 in angemessener Dosierung bereitliegen. Wird zudem im Auto geraucht, potenziert sich das Giftgemisch in der Atemluft um ein Vielfaches.

Mit unserer üblichen Kost ist der hohe Bedarf an Wirkstoffen gegen freie Radikale nicht im entferntesten zu decken, und unweigerlich werden bei schleichender Unterversorgung mit Antioxidantien Zellmembranen, Nukleinsäuren und Proteine durch anhaltende Oxidation geschädigt. Solche vielschichtigen Störungen biologischer Zellfunktionen führen dann zur Ausbildung unterschiedlicher Erkrankungen, wobei freie Radikale als Ursache noch viel zu wenig oder gar nicht in Krankengeschichten und Diagnosen einbezogen werden.

Wir wissen heute, daß ganz bestimmte Entgiftungssysteme (Zytochrome, Zytochromoxidase* u.a.) von Mensch zu Mensch eine große Variationsbreite aufweisen. Genau hieran liegt es, daß ein Mensch zum Beispiel Alkohol, bestimmte Medikamente oder Giftbelastungen ohne erkennbaren Schaden übersteht, während die gleichen Einflüsse bei einem anderen schwere Komplikationen hervorrufen können. Durch komplizierte Analysen ist es möglich geworden, freie Radikale in menschlichem Gewebe und Organen nachzuweisen. Das geschieht mit Hilfe der sogenannten Elektronen-Spinresonanz-Spektroskopie. Nach Untersuchungen von Professor Dr. Dr. Karlheinz Schmidt, Tübingen, sind freie Radikale im menschlichen Körper in einer molaren Konzentration von 105 bis 109 nachzuweisen.

Jede Beschleunigung von Stoffwechselabläufen durch hektisches Arbeitsklima, Streß in negativer Ausprägung, Angst und Anspannung, vor allem aber durch das Vorliegen von Krankheiten kann nach Untersuchungen des Internisten Dr. B. Kuklinski, Rostock, „im gesamten Organismus oder lokal zu einer Steigerung der Radikalbildung führen". Wir wissen: Freie Radikale wirken oxidierend = verbrennend, und davon können überall im Körper Fette, Eiweiße und das unverwechselbare Erbmaterial jeder einzelnen Zelleinheit betroffen sein. Dr. B. Kuklinski entgegnet auf die Frage: „Welche Krankheiten können durch freie Radikale entstehen?" spontan und bestimmt: „Alle!" Je nach Dauer und Höhe der Radikalbelastung entstehen am Ort des geringsten Widerstandes Schädigungen. Solche Fehlentwicklungen beruhen auf einem Ungleichgewicht im Elektronen- und Protonenhaushalt der Zelle und ihrer Strukturen, vorwiegend aber an und in den Membranen. Dr. Kuklinski erläutert, daß bei einem Mangel an Antioxidantien „einmal gezündete Peroxidationen (die vehemente Verbindung von Fetten und Sauerstoff) wie eine Kettenreaktion oder Kaskade im gesamten Organismus ablaufen und verheerende Folgen nach sich ziehen (können)."

Eine unverhältnismäßig hohe UV-Lichteinwirkung, schwere operative Eingriffe oder akute Vergiftungen steigern die Radikalbelastung erheblich. Ein gesunder Körper dagegen kann die biologische Balance aufrechterhalten und überschießende freie Radikale weitgehend abfangen.

VIII

Antioxidantien - der aktive Zellschutz

Fortwährend stürmen freie Radikale auf unsere Körperzellen ein. Welche Folgen das für die Zellen hat, ist jedoch davon abhängig, ob aktive Antioxidantien zur Stelle sind oder ob sie fehlen.

Im Verlauf der Menschheitsentwicklung entstanden lediglich wenige körpereigene Enzyme* = Biokatalysatoren, die zellschützend eingreifen, indem sie einer Oxidation von hochempfindlichem Zellmaterial durch aktivierten Sauerstoff entgegenwirken. Die wichtigsten bekannten Enzyme sind Superoxiddismutase (SOD) und Glutathionperoxidase (GSH-Px).

Wissenschaftler vermuten, daß während der Evolution des Menschen eine große Menge von Antioxidantien mit niedrigem Molekulargewicht ständig in der Nahrung vorhanden gewesen ist. Die Menge reichte aus, um die Fließgleichgewichtkonzentration der reaktiven Molekülarten in Zellen und Gewebe minimal zu halten. Zumindest galt dies für die begrenzte Lebensspanne des Menschen zu Beginn seiner Evolution. Heutzutage benötigt der menschliche Organismus aufgrund erhöhter Lebenserwartung auf der einen und ständig wachsender Radikal- bzw. Oxidationsgefährdung auf der anderen Seite viel mehr lebenswichtige Antioxidantien.

Der Mensch hat wie die höheren Primaten seine Fähigkeit eingebüßt, Vitamin C selbst herzustellen. Wir müssen dieses essentielle wasserlösliche Antioxidans in beträchtlicher Menge mit der täglichen Kost aufnehmen. Vitamin C gilt nicht nur als hochwirksamer Gegenspieler freier Sauerstoffradikaler, sondern es unterstützt die Wirksamkeit von Vitamin E bei der Inaktivierung von Lipidperoxidationen in und an den Zellwänden. Vitamin E wird als wichtigster „Kettenbrecher" bezeichnet, da es sich als Puffer anbietet und aufopfert, wenn freie Radikale aus der Verbindung von Fetten und Sauerstoff entstehen. Vitamin E schützt die Zellwände vor Quervernetzung durch Oxidationsprozesse. Es wirkt deshalb auch als sichtbare Altersbremse gegen Faltenbildung der Haut durch extreme Lichteinwirkung. Vitamin E und Beta-Carotin bieten aktiven Schutz vor den Folgen intensiver UV-Strahlung, die bekanntlich das Hautkrebsrisiko deutlich erhöhen kann.

Je nachdem, in welchen Zellen und Geweben nicht mehr beherrschbare Oxidationen verlaufen, kommt es punktuell oder gehäuft zu Erkrankungen.

Die Zellen des Zentralen Nervensystems (ZNS) reagieren mit Entgleisungen wie neurologischen Störungen. Vor allem ältere Menschen sind betroffen. Die Zellen der „Innentapete" unserer Blutgefäße reagieren auf Oxidation mit einer Verengung ihrer lichten Weite und Verlusten an Elastizität. Es bildet sich eine Arteriosklerose. Schreitet das Geschehen in den

Zellen der Blutgefäße fort, entwickeln sich Herzinfarkt, Schlaganfall oder ein Verschluß der peripheren Gefäße in den Gliedmaßen. Freie Radikale aus der Atemluft verursachen chronisches Asthma und letztendlich Lungenleiden. Sie vermindern die Abwehrtüchtigkeit des Immunsystems. Zigarettenrauch - ob aktiv oder passiv - erhöht das Lungenkrebsrisiko. Die Oxidation von Zellbestandteilen wie Arachidonsäure setzt Entzündungsstoffe frei. Häufig entstehen dadurch rheumatische Erkrankungen.

Diese Aufzählung verdeutlicht einige Spät- und Folgeschäden des Angriffs freier Sauerstoffradikale auf Zellen und Gewebe. In den meisten Fällen beginnen sie mit kaum wahrnehmbaren Beeinträchtigungen der körpereigenen Abwehrfähigkeit. Dr. B. Kuklinski erklärt dazu praxisnah, daß der Dickdarm eine „üble Retorte" sei. Hier bildeten sich täglich Mengen freier Radikale, die einer Bestrahlung von 40.000 rad* auf Zellkulturen vergleichbar sind: „Diese Menge entspricht der Strahleneinwirkung am Rande eines Kernwaffen-explosionsherdes."

Der Verzehr von ballaststoffreicher Kost, die An-regung der natürlichen Darmbewegungen und die Einnahme von Antioxidantien wie Beta-Carotin können hier hilfreich eingreifen und ähnlich einem „Rohr-Reiniger" wirken. Verstopfung und Fehlernährung verstärken die Radikalen-Entstehung in den Zellen der Darmschleimhaut u.a. durch Fäulnisbildung. Die an-steigende Darmkrebsrate spricht dafür eine deutliche Sprache. Aber welche Rolle spielt das Immunsystem im

Darm? Der Dickdarm ist das entscheidende Organ für die Bildung von Antikörpern und für die Differenzierung des lymphatischen Systems. Hier sammeln ganz bestimmte Zellen winzige Proben von Fremdstoffen, um sie an Lymphozyten der Bauchlymphknoten weiterzugeben. Von dort erreichen diese den Thymus* und reifen hier als gezielte Gegenspieler gegen einen bestimmten Fremdstoff heran. Hernach besetzen die ursprünglich aus dem Darminhalt gebildeten Lymphozyten alle Schleimhautauskleidungen des Magens und Darms, der ableitenden Organe und des Genitalbereichs. Diese Abwehrkämpfer des Immunsystems verfügen über ein hervorragendes Gedächtnis und gehen gezielt gegen eine Fülle von Fremdstoffen vor.

Ohne die Gegenspieler der freien Radikalen bricht die Antikörper-Produktion im Darm nach und nach zusammen. Dann können alle auskleidenden Schleimhäute dem Ansturm von Viren und Bakterien, Giften aller Art, Pilzen und chemischen Einflüssen nur noch eine schwache körpereigene Abwehr entgegensetzen.

Fazit dieser Tatsache ist, daß die immer wieder geäußerte Meinung: „Der Tod sitzt im Darm" tatsächlich neu gewichtet werden muß. Der regelmäßige Verzehr ballaststoffreicher Nahrungsmittel wie Vollkorngetreide, Obst, Gemüse und Salat bringt nicht nur müde Darmbewegungen auf Trab, sondern versorgt den Organismus gleichzeitig mit den Antioxidantien Vitamin

C und E, Beta-Carotin und zahlreichen weiteren wichtigen Nährstoffen. Nicht allein der schlanken Linie wegen lohnt es sich also, die Ernährung umzustellen und etwa die Hälfte des täglichen Kostangebotes in Form von ballaststoffreichen Kohlenhydraten aufzunehmen. Dabei sollte jedoch folgendes beachtet werden:

> *Nitrate (aus der Düngung) bewirken ein rasches Wachstum von Feldfrüchten, Gemüsen und Salaten. Treibhausprodukte enthalten eine Extraportion Nitrat!*

Um bei Treibhausaufzucht in extrem kurzen Wachstumswochen gute Resultate auf unsere Tische zu bringen, wird reichlich Nitrat eingesetzt. Wir haben uns beispielsweise daran gewöhnt, zu jeder Jahreszeit grünen Salat kaufen zu können. Ungeachtet mancher Warnung vor überhöhten Nitratwerten wollen wir auf unseren grünen Salat nicht verzichten - schließlich ist er doch so gesund (!?) und sieht prachtvoll aus. Nitrate steigern aber nachweisbar den Vitamin C-Verbrauch des Körpers. Der Magensaft enthält eine bis zu sechsmal höhere Menge an Vitamin C als das Blut. Diese ganz natürliche Schutzfunktion wird als „Radikalfängerbarriere" bezeichnet. Sie soll die Bildung krebserzeugender Nitrosamine verhindern. Deshalb empfiehlt es sich, nach dem Verzehr geräucherter und damit nitrithaltiger Fleischwaren mindestens ein Glas Vitamin C- haltigen Orangensaft zu trinken. Nitratreiche Nahrungsmittel sind gemeinhin Blatt- und Wurzelgemüse. Die außergewöhnliche Größe von gelben Rüben (Mohrrüben), roter Bete, Rettich, Radieschen und Blattsalaten läßt immer auf hohen Nitratgehalt schließen. In diesem Zusammenhang berichtete Dr. Kuklinski von einem bundesweiten Lebensmittel-Monitoring mit dem Ziel, den Nitratanteil in Kopfsalat zu messen. Von 580 Proben wiesen 166 mehr als 300 mg Nitrat pro 100 g Ware auf. Wer also ganz sicher gehen will, sollte nach dem Verzehr von grünem Salat eine Extraportion (Messerspitze) Vitamin C (= Ascorbinsäure) zu sich nehmen, um die krebserregenden Radikalbildner abzufangen.

Unsere Lust, zu jeder Jahreszeit exotische Früchte oder gar Erdbeeren zu Weihnachten zu genießen, bezahlen wir mit der unmerklichen Aufnahme zahlreicher Radikalbildner. Empfindliches, verderbliches Obst wird wegen der Lagerungs- und Transportverluste noch viel zu oft vorsorglich mit Pestiziden behandelt. Sie sind außerordentliche Radikalbildner und deshalb hierzulande verboten. Wie sieht es aber bei edlen Produkten aus, die weite Transportwege hinter sich haben? Wer kontrolliert eigentlich die Pestizidbelastung? Pestizide werden nach dem Verzehr im Knochenmark, im Fett- und Nervengewebe eingelagert. Bei einer Untersuchung von 958 Erdbeerproben fanden sich in 775 (=81 %!) Pestizide mit zum Teil ganz erheblichen Überschreitungen der Grenzwerte. Angesichts solcher Untersuchungsergebnisse lautet die Empfehlung:

Essen Sie Obst und Gemüse, wie sie die Jahreszeit aus der umliegenden Region anbietet. Die Auswahl ist groß, und Sie können bewußt auf unnötige Radikalbildner verzichten.

Krebs und Antioxidantien

Das Wissen über krebsauslösende Faktoren hat in den vergangenen Jahren national wie international beträchtlich zugenommen, wenngleich die Krebserkrankungen als solche nicht reduziert werden konnten. Nach Expertenschätzungen werden 75 bis 80 % der Krebsleiden durch Umweltfaktoren ausgelöst, und mindestens 30 bis 40% sind ernährungsbedingten Ursprungs. Lediglich 2% werden auf eine Disposition zurückgeführt. Der Zigarettenrauch ist eine gewichtige Quelle für freie Radikale. Er enthält ein Gemisch aus mehreren tausend chemischen Substanzen, die zumeist mit Radikalbildnern gleichzusetzen sind. In Tierversuchen konnten mehr als 40 Stoffe bestimmt werden, die eindeutig als krebserregend eingestuft werden müssen. Dazu zählen aromatische, polyzyklische Kohlenwasserstoffe, Azo-Verbindungen*, aromatische Amine, Nitrosamine*, Aldehyde* und verschiedene Metalle. Professor Dr. Michael R. Clemens/Tübingen zeigt Möglichkeiten auf, wie durch den Einfluß von Zigarettenrauch Krebs entstehen kann:

1. Freie Radikale können an einer Stoffwechselreaktion beteiligt sein, die zur Bildung des „ultimativen" Karzinogens führen.

2. Die Verbindung als solche oder ein Stoffwechsel-produkt kann in ein Radikal überführt werden, das direkt mit der DNS (Erbgut) reagiert.

3. Die betreffende Verbindung kann durch uner-wünschte, aber auch normale Stoffwechselreaktionen zur Bildung von freien Radikalen führen, die die DNS angreifen.

4. Nach Bindung von DNS an ein Karzinogen können freie Radikale aus unmittelbarer Nähe des genetischen Materials freigesetzt werden.

Laut Professor Clemens gibt es heute zwei Über-legungen, wie freie Radikale das Tumorgeschehen beeinflussen:

- Durch Förderung des Wachstums der Krebszellen
- Durch das Eingreifen in außerzelluläre Vorgänge, die normalerweise für eine Hemmung des Tumor-wachstums verantwortlich sind.

Eine gezielte Anti-Krebs-Wirkung wird neben den bekannten Vitaminen den Spurenelementen Selen, Zink, Kupfer, Eisen und Mangan zugeschrieben. Diese Spurenelemente bilden die Grundlage zur Synthese antioxidativer Enzyme im Körper und müssen mit der Nahrung bzw. über eine entsprechende Nahrungs-ergänzung aufgenommen werden.

Antioxidantien und Herz-Kreislauf-Erkrankungen

Die Weltgesundheitsorganisation (WHO) ließ kürzlich verlauten: Der Lebensstil und insbesondere die falschen

Ernährungsgewohnheiten sind die häufigste Todesursache in den hochzivilisierten Ländern. An oberster Stelle stehen unverändert die Herz-Kreislauf-Erkrankungen, dicht gefolgt von Krebs. Die Ursachenforschung in engem Verbund mit der Ernährungsmedizin ist aufgerufen, praxisnahe Präventiv-Strategien zu erarbeiten und der Bevölkerung nahezubringen.

„The Lancet", Englands hochangesehenes Journal für Ärzte, veröffentlichte am 4.12.1993 die Ergebnisse der sog. EURAMIC-Studie zum Thema „Antioxidantien im Fettgewebe = Minderung des Herzinfarktrisikos." In neun europäischen Ländern und dort in zehn Städten wurden 1410 Erwachsene (Höchstalter 70 Jahre) in kontrollierten Fallstudien erfaßt. 683 Versuchspersonen waren deutlich herzinfarktgefährdet, bei 727 handelte es sich um gesunde Menschen.

Die Studie wurde auf der fundierten Basis von jeweils fünf Universitäten und Gesundheitsbehörden sowie 16 Spezialkliniken für Herz und Kreislauf angelegt, und 14 Gesundheitsforscher sowie 63 Wissenschaftler zu Rate gezogen.

Das Ziel der EURAMIC-Studie war, den Lebensstil und insbesondere die Eßgewohnheiten der Testpersonen zu durchleuchten, um diese mit bisher vorliegenden Forschungsergebnissen der Ernährungsmedizin zu vergleichen. Dazu wurden die Vitamin E- und Beta-Carotin-Konzentrationen im Fettgewebe der Versuchsteilnehmer regelmäßig gemessen. Zusätzlich fanden Kontrollen des Körpergewichts und des Tabakkonsums statt.

Die Studie erbrachte folgende Resultate:

- Raucher gelten als Risikogruppe Nr. 1 für einen Herzinfarkt;
- der reichliche Verzehr von Beta-Carotin aus kräftig gefärbten gelben und grünen Gemüsen, Orangen und anderen Früchten senkt das Infarktrisiko deutlich;
- die landesübliche Vitamin E-Aufnahme über die tägliche Kost allein kann das Infarktrisiko nicht mindern.

Die EURAMIC-Studie bekräftigt und unterstützt eine von der Harvard-Studie bereits belegte Herzinfarkt-risiko-Minderung von ca. 40 bis 45 % durch die tägliche Einnahme von 100 bis 200 mg Vitamin E bei 132.000 Testpersonen. Das Beta-Carotin verfügt neben seiner Eigenschaft als Pro-Vitamin A über die hervorragende Fähigkeit, freie Radikale abzufangen, zu eliminieren und somit das Herzinfarktrisiko deutlich herabzusetzen.

Ein praxisnahes Resultat der EURAMIC-Studie ist die Empfehlung, täglich 15 bis 25 mg Beta-Carotin natürlichen Ursprungs als vorbeugende Maßnahme zur Minderung des Herzinfarktrisikos einzunehmen. Für Raucher verringert sich dadurch das allgemeine Risiko - auch für die Ausbildung von Lungenkrebs - deutlich. Eine tägliche Einnahme von 100 bis 200 mg Vitamin E natürlichen Ursprungs als Nahrungs-ergänzung führt zu einer drastischen Herabsetzung des Herzinfarktrisikos. Sie beruht auf der aktiven Fängereigenschaft von Vitamin E gegenüber freien Sauerstoffradikalen im Gefäßsystem.

Das positive Ergebnis dieser Studie ist der Nachweis einer Unbedenklichkeit im Hinblick auf Nebenwirkungen von Vitamin E und Beta-Carotin auch bei höherer Dosierung. Es sei noch der Zusatz angefügt, daß ein überwiegender Verzehr von mikronährstoffarmem Fast Food und industriell vorgefertigter Kost auf Dauer der Gesundheit nicht zuträglich sein kann.

Beim Zivilisationsleiden Diabetes sowie den vielschichtigen Störungen des zentralen und peripheren Nervensystems, der akuten Pankreatitis* und bei alkoholtoxischen Lebererkrankungen sind immer exogene wie endogene Radikale und Oxidationen beteiligt. Dazu ein Beispiel: In der Region Rostock sind alkoholtoxische Leberparenchym* Schäden bei Männern zwischen dem 20. und 50. Lebensjahr die Todesursache Nr. 1, 36% der von dieser Krankheit betroffenen Männer dieser Altersgruppe sterben nach Angaben von Dr. Kuklinski. Da die Leber als das wichtigste Radikalfängerorgan des Körpers für ihre vielschichtigen Entgiftungsaufgaben alle essentiellen Nährstoffe, unbedingt aber das Spurenelement Selen in zufriedenstellender Menge benötigt, wirkt sich eine ernährungsbedingte Selenunterversorgung ganz besonders nachhaltig aus. Bei Alkoholkranken ist ein latenter Selenmangel durchaus nicht ungewöhnlich. Dr. Kuklinski zog aus einer seiner Studien mit Alkoholkranken im Klinikum Südstadt/Rostock den Schluß:

„Da das Spurenelement Selen und Vitamin E eine Schlüsselstellung als zelluläre Antioxidantien bei Radikalangriffen einnehmen und da ihre stärkste Wirkung bei gleichzeitiger Einnahme erzielt wird, sind wir der Meinung, daß die Therapie mit Radikalfängersubstanzen der modernen Medizin neue Perspektiven bietet."

Angesichts von 2,5 Millionen Alkoholkranken plus einer geschätzten hohen Dunkelziffer hierzulande stimmt diese Meldung optimistisch. Möge das unendliche Leid - verursacht durch die Alltagsdroge Nr.1, den Alkohol, mit Hilfe nebenwirkungsfreier Antioxidantien gemildert werden! Wer Alkohol zu sich nimmt, kann zumindest durch Einnahme von Selen und die bekannten Vitamin-Radikalfänger körperlichgeistige Schäden hinauszögern. Durch diese Antioxidantien werden Entzugserscheinungen gemildert und das Trockenbleiben erleichtert.

Weshalb werden solch positive Erkenntnisse nicht stärker beachtet? Warum gelangen statt dessen eher verwirrende Äußerungen an die Öffentlichkeit? Der Verbraucher erfährt mehr über eventuelle Schädigungen einer Nahrungsergänzung mit Mikronährstoffen als über deren Nutzen in einer eigenverantwortlichen Gesundheitsvorsorge und Therapie. Es müssen endlich kontroverse Sachverhalte geklärt und Mißverständnisse ausgeräumt werden, denn hier geht es schließlich nicht um einen Meinungsstreit von Experten und solchen, die sich dafür halten, noch um Interessen der Industrie, wahllos Nahrungsergänzungspräparate zu verkaufen.

Mir liegt eine sachliche Aufklärung am Herzen, die genügend Wissen und Sicherheit vermittelt, um gesünder zu leben und rechtzeitig Schutzmaßnahmen gegen vorzeitiges Altern und vermeidbare Erkrankungen ergreifen zu können.

Aktiver Zellschutz ist mehr als ein Schlagwort

Erst in den vergangenen zehn bis zwanzig Jahren hat die weltweite Forschung erkennen lassen, daß nicht nur bestimmte Mikronährstoffe wie Vitamin C und E sowie Beta-Carotin die Aufgabe haben, Mangelerscheinungen unterschiedlicher Ausdrucksformen zu verhindern. Neuerdings fädelt sich das Co-Enzym Q10 übergangslos in diese Betrachtungen ein.

Die vielschichtigen Stoffwechselabläufe unter Einwirkung des molekularen Sauerstoffs in den Mitochondrien, den Kraftwerken der Zellen, sind unstrittig der Ursprung von endogenen (= im Körper erzeugten) freien Sauerstoffradikalen.

Eindeutig entsteht die Gefährdung im Zentrum der Energiebereitstellung. Diese Erkenntnis ist außerordentlich wichtig, bietet sie uns doch die hervorragende Chance einer zielgerichteten Gegensteuerung durch Antioxidantien. Diese Gegenspieler freier Radikale bietet uns die Natur sehr großzügig an. Pflanzliche Lebensmittel wie Getreide, Gemüse und Obst enthalten ein reichhaltiges Angebot unverzichtbarer Mikronährstoffe. Ohne sie wäre die Photosynthese, die Bildung von Zucker und Stärke unter Einwirkung des Sonnenlichts, unmöglich. Je intensiver die Sonneneinstrahlung, um so höher ist der Radikalfänger-Anteil in Früchten und Gemüsen. Der beträchtliche Vitamin C-Gehalt frisch gepflückter Südfrüchte läßt sich auf diese Weise erklären. Werden solche Produkte jedoch vorzeitig geerntet, um wohlbehalten und appetitlich auf unseren Tisch zu gelangen, ist ihr Vitamin C-Anteil bereits deutlich verringert. Die Stoffwechselprozesse laufen unaufhaltsam in den Früchten weiter und gehen zu Lasten der essentiellen Antioxidantien.

> *Je länger Transportwege und Lagerung von Obst und Gemüse dauern, um so rascher verläuft der Abbau antioxidativer Mikronährstoffe. Zudem sorgen Luftsauerstoff, Sonnen- und Wärmeeinwirkung für wachsende Verluste.*

Für eine ständig größer werdende Zahl von Präventivmedizinern besteht heute kein Zweifel daran, daß davon auszugehen ist, daß breite Kreise der Bevölkerung von einer schleichenden Unterversorgung mit Antioxidantien durch die Ernährung bei verstärkter Radikalbildung durch äußere Einflüsse betroffen sind.

In die biologischen Zellschutzmaßnahmen sind neben den Vitaminen die Enzyme Peroxidase* und Katalase* sowie Superoxiddismutase* eingebunden.

Da sich Fettsäuren und Sauerstoff ganz besonders intensiv miteinander verbinden, enthält jede Zellmembran den Schutzfaktor Vitamin E, denn jede Zellwand ist reichlich mit hochsensiblen Fettsäuren ausgestattet. Hier könnten die freien Radikale wahrhaft ein Hochzeitsfest nach dem anderen feiern, wenn sie nicht vom Vitamin E (jedoch nicht von ihm allein) daran gehindert würden.

Da von diesen Fettsäuren die Beweglichkeit und Funktionsfähigkeit der Membranen abhängt, wieseln, laut Professor Dr. Helmut Sies/Universität Düsseldorf, Vitamin E-Moleküle wie Schäferhunde in einer Schafherde zwischen den Fettsäuremolekülen der Zellmembran umher. Ein solcher „Schäferhund" in Form von Vitamin E beschützt etwa 300 bis 1.000 ungesättigte Fettsäureverbindungen in der Zellmembran, indem es das Sauerstoff-Radikal aufnimmt und damit unschädlich macht. Dabei wird es vom Vitamin C nachhaltig unterstützt. Hat nämlich die Aufnahme eines angriffslustigen Sauerstoffradikals durch Vitamin E stattgefunden, tritt wasserlösliches Vitamin C aus der Zellflüssigkeit und nimmt sich dieses Produktes an. Dabei opfert sich das Vitamin C auf, während Vitamin E regeneriert werden kann. Steht aber nicht ausreichend Vitamin C zur Verfügung, geht das Vitamin E unweigerlich verloren.

Ein weiterer unverzichtbarer Mikronährstoff in der Radikalfängerszene ist das Beta-Carotin. Dieser Mikronährstoff schützt insbesondere die Haut vor aggressiven UV-Strahlen und bewahrt die auskleidenden Schleimhäute sowie das hochempfindliche Lungengewebe vor dem Zugriff freier Radikaler. Frage: Wieviel Aprikosen, Melonen, Paprika, Brokkoli und andere kräftig gefärbte Gemüse verzehren Sie täglich, um auf die zellschützende Menge von 15 mg Beta-Carotin pro Tag zu kommen? Im Durchschnitt verzehren wir Deutsche gerade mal 0,8 mg Beta-Carotin am Tag.

Beta-Carotin wird allgemeinhin nicht als eigenständiges Vitamin, sondern nur als Vorstufe des Vitamins A bezeichnet. Der Organismus nimmt sich aber lediglich 15 bis 20% des Beta-Carotins aus dem Nahrungsangebot, um Vitamin A zu synthetisieren. Der weitaus größere Anteil des Mikronährstoffs dient - so wie er ist - Zellen und Geweben als Schutzstoff gegen zerstörerische freie Radikale. Es liegt auf der Hand: Je optimaler die Beta-Carotin-Versorgung, um so sicherer wird der Zellschutz sein.

Zahlreiche Untersuchungen im vergangenen Jahrzehnt zeigten auf, daß antioxidative Mikronährstoffe das Immunsystem richtig auspolstern können. So benötigen beispielsweise die Makrophagen, jene gefräßigen Immunzellen an der vordersten Front, mindestens die 50fache Menge an Vitamin C im Vergleich zu anderen Zelleinheiten. Sie stellen nämlich zerstörerische Sauerstoffradikale selbst her und bedienen sich ihrer, um gegen Keime und Viren erfolgreich vorzugehen. Allerdings werden zusätzlich Vitamin C und Beta-Carotin benötigt, damit die Freßzellen nicht selbst durch aggressive Radikale zugrunde gehen.

Reichen für uns nun die Verzehrempfehlungen der Deutschen Gesellschaft für Ernährung (DGE) hinsichtlich der Versorgung mit antioxidativen Mikronährstoffen aus? Nach neuestem Kenntnisstand, und von internationalen Kongressen untermauert, sind die 100fachen Tagesmengen, die derzeit noch für Vitamin E und C empfohlen werden, als absolut unschädlich zu betrachten! Für ein Anheben der Verzehrempfehlungen spricht weiterhin:

> *Durch eine optimale Versorgung mit den Vitaminen C, E und Beta-Carotin sowie den Spurenelementen Selen und Zink wird vermutet, daß die Krebshäufigkeit deutlich reduziert werden kann.*

Im Kampf gegen den Zivilisationskiller Nummer 1 - die Herz-Kreislauf-Leiden - werden in der Regel die Risikofaktoren Bluthochdruck, überhöhte Cholesterinwerte, Nikotingenuß, Bewegungsarmut und Übergewicht genannt. Professor Fred Gey/Universität Bern lastete auf einem Ärztekongreß in London allerdings diesen klassischen Risikofaktoren „nur" etwa 20 Prozent der Todesfälle an, denn die neue Erkenntnis lautet:

> *Gefährliche Ablagerungen an und in den Gefäßwänden, die zu Verengungen, also zu einer Arteriosklerose führen, bilden sich immer erst dann, wenn Cholesterin und Blutfette von freien Sauerstoffradikalen aktiviert und verändert werden.*

Das „böse" Cholesterin LDL (low density lipo-
protein) nistet sich in der Innentapete der Blutgefäße
ein; und mehr und mehr gilt dieser radikalisierte
Fettanteil als Verursacher von Herz-Kreislauf-Erkrankungen bis hin zum Sekundentod, dem Infarkt. Nach
neuen WHO-Studien spielt bei der Entstehung von
Herz-Kreislauf-Leiden die Vitamin E-Unterversorgung
eine herausragende Rolle. Schließlich ist das Vitamin
dafür bekannt, als hochaktives Antioxidans zerstörerische Sauerstoffradikale zu eliminieren. Aufgrund einer
US-Studie, die von der WHO veröffentlicht wurde, läßt
sich bereits heute statistisch voraussagen, daß etwa 73
von 100 Menschen, die zu wenig Vitamin E im Blut und
in ihren Zellen haben, im Verlauf ihres Lebens an
einem Herzleiden erkranken werden.

In diesen Kreis antioxidativer Mikronährstoffe gehört
zweifellos auch das Co-Enzym Q10. All diese unverzichtbaren Substanzen erfüllen ihre Aufgaben im gesamten
Organismus. Sie unterstützen sich untereinander, sind
aber weder austauschbar noch durch eine andere
Substanz zu ersetzen.

Niemals kann ein Vitamin allein so wirksam sein
wie alle zellschützenden Radikalfänger in
biologischer Gemeinsamkeit.

Die meisten Menschen können sich kaum vorstellen,
wie gut es um ihre Gesundheit, Leistungsfähigkeit und
Lebensenergien bestellt wäre, wenn sie ihren Körper
mit den Nährstoffen versorgten, die er tatsächlich

benötigt. Es geht heutzutage nicht mehr darum, einen typischen Vitaminmangel mit Hilfe von lebensnotwendigen Mikronährstoffen zu verhindern. Schließlich ist die klassische Vitamin C-Mangelerkrankung - der Skorbut - schon mit einer Minimalmenge von 10 mg Vitamin C pro Tag in den Griff zu bekommen.

Heute geht es viel mehr darum, dem Großunternehmen Stoffwechsel und allen Körpersystemen beste Bedingungen zu bieten. Wir müssen endlich von der total überholten Ansicht fortkommen, daß nur ein klinisch festgestellter Mangel das Kriterium dafür sei, die Versorgung mit antioxidativen und anderen unverzichtbaren Vitalstoffen anzuheben. Denn der Körper behilft sich über viele Jahre hinweg, er mogelt sich förmlich durch, ohne daß ein Mangel auffällt und erkennbar wird. Dieser äußert sich schließlich auf einer ganz anderen Ebene, und die nennen wir dann Arteriosklerose, Herz-Kreislauf-Erkrankungen, Krebs, Katarakt (= den grauen Star) - oder Alzheimer Krankheit, das vermutlich hinterhältigste aller Altersleiden. Wenn in allen Ehren ergraute Mediziner heutzutage im Brustton der Überzeugung behaupten: „Die Menschheit wird doch immer älter" und so tun, als wäre damit ein Nachdenken über bessere Ernährungskonzepte vom Tisch zu wischen, so antworte ich: Die Menschheit wird zwar unstritig älter, aber das ist eben nur die halbe Wahrheit. Sie wird krank älter, oder anders herum: Sie stirbt nur langsamer.

Und hausgemachte Zivilisationsleiden sind nicht immer nur mit besseren Medikamenten und Behandlungsstrategien, sondern genauso mit Anleitungen zu bewußter Lebensweise und rechtzeitiger Ernährungsvorsorge zu bewältigen. Wir können doch nicht erwarten, daß eine ausrangierte Dampflokomotive einen ICE fahrplanmäßig zum Zielbahnhof befördert. Die Zeit steht nicht still. Wissenschaftliche Erkenntnisse und Eckdaten bringen uns sprunghaft zu neuen Ufern. Dabei hat die Hochleistungsmedizin ihr Niveau den modernen Standards des rasanten High-Tech-Booms angeglichen. Nun ist die Zeit überreif, heillos antiquierte Richtlinien über die empfehlenswerte Zufuhr an essentiellen Mikronährstoffen, insbesondere der antioxidativ wirkenden Vitamine, ad acta zu legen. Ansonsten marschieren wir unverdrossen weiter in das allseits bekannte Dilemma der Ausbreitung von Zivilisationsleiden hinein, und die Verantwortlichen machen sich der Unterlassung schuldig.

Den Kreis der antioxidativen Nährstoffe ergänzt und vervollständigt - wie schon in der Einleitung zu diesem Buch erwähnt - das schwefelähnliche Selen. Selen beschützt die Erbsubstanz (DNS) vor dem Zugriff freier Radikale, denn dem Enzym Glutathionperoxidase sind von der Natur vier Selen-Atome als wirksamer Schutzstoff zugeordnet, um der Peroxidation in jeder Zelle gezielt entgegenzuwirken.

Zahlreiche Forschungsergebnisse der vergangenen Jahre zeigen unmißverständlich auf, daß die Selen-Versorgung im mitteleuropäischen Raum schlichtweg miserabel ist. Zudem konnten auch die engen Beziehungen zwischen einer Selen-Unterversorgung und der Entstehung von Krebs nachgewiesen werden. Unsere Äcker und Weideflächen sind seit der letzten Eiszeit, aber auch wegen der Hochleistungslandwirtschaft hierzulande als extrem selenarm einzustufen. Diese Tatsache betrifft in erster Linie die Gebiete Mittel- und Süddeutschlands. Die Selen-Verarmung der Nahrung hat unbedingt auch damit zu tun, daß die Europäische Union kaum mehr Brotgetreide aus den USA und Kanada importiert. Dessen Selenanteil liegt durchschnittlich mindestens zehnmal so hoch wie derjenige heimischer Produkte. Auch mit Obst, Gemüse und weiteren Feldfrüchten ist im Hinblick auf das Selenangebot kaum mehr Staat zu machen. Dagegen sind Fische und Meeresfrüchte aller Art relativ gute Selenlieferanten. Fleisch bietet etwa 6 Mikrogramm (millionstel Gramm) je 100 Gramm Frischgewicht, und ein Hühnerei enthält ca. 5 Mikrogramm Selen. Nach relativ neuen Erhebungen der Deutschen Gesellschaft für Ernährung (DGE) liegt der tägliche Selen-Verbrauch der deutschen Frauen bei 40 Mikrogramm, Männer nehmen ca. 50 Mikrogramm Selen auf. Das ist eindeutig viel zu wenig, denn die Welt-Ernährungsorganisation (FAO) empfiehlt für gesunde Menschen mindestens 84 Mikrogramm pro Tag.

Darüber hinaus ergaben zahlreiche Forschungen, daß eine wirksame Krebsprophylaxe 250 bis 300 Mikrogramm Selen je Tag voraussetzt. In diesem Bereich muß keinesfalls mit einer toxischen Wirkung des Selens gerechnet werden, obgleich dies immer wieder hartnäckig behauptet und von zahlreichen Ärzten vertreten wird. Vor allem Vegetarier, die auf tierisches Eiweiß weitgehend verzichten, sollten bedenken, daß Ölsaaten wie Sonnenblumenkerne und Nüsse gute Selenlieferanten sind. Außerdem ist ein Sicherheitszuschlag notwendig, denn eine entsprechende Nahrungsergänzung kann Defizite ausgleichen (das gilt durchaus auch für Fleischesser).

Zusammenfassung der wichtigen Radikalfänger

Das Vitamin C

Das wasserlösliche Vitamin C ist ein wichtiger Bestandteil der Immunabwehr in Lymphbahnen und -knoten. Es wird zum Aufbau von T-Zellen benötigt, aktiviert die Freßzellen und den Interferon*-Spiegel. Vitamin C mindert die Histamin*-Produktion (antiallergische Wirkung).

Zahlreiche Studien schreiben Vitamin C eine vorbeugende Wirkung gegen Geschwulsterkrankungen zu. Das sind beispielsweise Mundhöhlen-, Speiseröhren-, Kehlkopf, Magen- und Darm- sowie Bauchspeicheldrüsenkrebs.

Die von der DGE empfohlene Tagesmenge beträgt 75 Milligramm. Diese sollte künftig auf 150 Milligramm, mindestens jedoch 100 Milligramm pro Tag angehoben werden.

Nicht nur Zitrus-Früchte enthalten Vitamin C, sondern ebenso Obst und Gemüse, Salat und Kartoffeln aus heimischem Anbau. Lange Lagerung und Wärme (insbesondere Temperaturen zwischen 60 - 80 °C) verringern den Vitamin C-Gehalt von Nahrungsmitteln. Daher sollten sie möglichst frisch verzehrt und nur kurz gegart werden (Kochwasser bitte wiederverwenden!). Wer seinen täglichen Bedarf nicht durch Frischkost decken kann, wer vor allem aber wegen Medikamenteneinnahme, Nikotin- und Alkoholkonsum, psychophysischem Alltagsstreß, Infektanfälligkeit einen erhöhten Bedarf hat, sollte unbedingt auf Ascorbinsäure (Apotheke) oder Präparate aus der Acerolakirsche (Reformhaus) zurückgreifen.

Das Vitamin E

Das fettlösliche Vitamin E ist im Kampf gegen alle Auswirkungen von Umweltschadstoffen (Ozon, Schwermetalle, Strahleneinwirkungen) auf die Gesundheit ein unverzichtbarer Verbündeter.

Das Vitamin E unterstützt den Aufbau von Antikörpern, aktiviert die T-Zellen* und entfernt zügig Abfallprodukte der körpereigenen Immunaktivitäten.

Vitamin E schützt vor Arteriosklerose*, Schlaganfall und Herzinfarkt, weil es das Blut fließfähig hält und gegen Lipidperoxidationen vorgeht. Vitamin E beugt Rheuma, einigen Krebsarten und Hautleiden vor. Es gilt gleichzeitig als wirksame Altersbremse in Zellen und Geweben.

Die Empfehlung der DGE liegt bei 12 Milligramm Vitamin E pro Tag. Eine zuverlässige Versorgung scheint allerdings nur mit höheren Gaben möglich.

Als optimale Gabe empfehlen Vitamin E-Experten 100 bis 200 Milligramm am Tag, und im therapeutischen Bereich sind Dosierungen bis zu 1000 Milligramm und mehr durchaus möglich, da Vitamin E keine Nebenwirkungen aufweist.

Kaltgepreßte Pflanzenöle (Weizenkeim-, Leinsamen-, Sonnenblumen- und Sojabohnenöl) sollten täglich verwendet werden. Das Öl muß kühl und lichtgeschützt aufbewahrt sein. Etwa 1 Teelöffel am Tag ist eine gute Gesundheitsversicherung.

Koch- und Brathitze sowie Luftsauerstoff zerstören das Vitamin E in Nahrungsfetten!

Wer seinen Vitamin E-Bedarf nicht über die Kost decken kann - was meist der Fall sein dürfte - findet in der Apotheke und im Reformhaus Vitamin E-Präparate unterschiedlicher Dosierung.

Das Beta-Carotin

Das fettlösliche Beta-Carotin umfaßt eine Gruppe von etwa 600 natürlichen Carotinoiden, die Früchte und Pflanzen gelb, grün, rot und orange färben. Der Organismus wandelt sie in Vitamin A um, jedoch stammen lediglich 15 bis 20% der Vitamin A-Versorgung aus Carotinoiden.

Beta-Carotin bzw. Vitamin A sind unbedingt für den Aufbau von T-Zellen* erforderlich. Das Vitamin stärkt die Abwehrfähigkeit der Haut und Schleimhäute. Es beugt Lungenerkrankungen und Hautkrebs, wahrscheinlich auch anderen Geschwulsterkrankungen vor.

Die hierzulande aufgenommene Beta-Carotin-Menge von 0,8 Milligramm am Tag reicht nicht aus! Optimal wären 15 Milligramm.

Der Beta-Carotin-Anteil in Früchten und Pflanzen ist unterschiedlich und durch Licht- und Sauerstoffeinwirkung rasch zerstörbar.

Damit Beta-Carotin vom Organismus aufgenommen werden kann, muß im Verdauungstrakt Fett vorhanden sein. Frisch geraspelte Karotten sollten mit Pflanzenöl oder Sahne angemacht und unverzüglich verzehrt werden.

Beta-Carotin gibt es in der Apotheke (nicht zu verwechseln mit Bräunungstabletten, die wegen ihrer Nebenwirkungen vom Markt genommen wurden).

Das Selen

Das Spurenelement Selen hat eine zellschützende Wirkung gegen Umweltgifte wie Blei, Cadmium, Quecksilber und radioaktive Strahlung.

Selen aktiviert die körpereigene Abwehr, denn es stärkt zellinterne Puffersysteme. Besonders hervorzuheben ist die Vorbeugung gegen Krebs und Herz-Kreislauf-Erkrankungen. Empfehlungen zur täglichen Mindestversorgung existieren bei uns nicht. In den USA soll die Minimalversorgung von 50 Mikrogramm pro Tag auf 75 Mikrogramm angehoben werden. Allerdings wären 100 Mikrogramm eine optimale Vorsorge.

Fisch und Meeresfrüchte gelten als zuverlässige Selen-Lieferanten. Frische Vollkornprodukte, Knoblauch und Zwiebeln enthalten das Spurenelement, sofern diese auf selenhaltigen Böden gezogen wurden.

Wer aktive Gesundheitsvorsorge betreiben möchte, findet in der Apotheke sinnvoll dosierte Präparate, die auch in Verbindung mit Vitamin E und Beta-Carotin zur Verfügung stehen.

Die lebenswichtigen und abwehrstärkenden Gegenspieler freier Sauerstoffradikale benötigen wir in höherer Dosierung als bisher angenommen wurde. Mit einer landesüblichen Minimalversorgung ist es dabei nicht getan! Es geht nicht darum, kaum feststellbare Mangelzustände zu beheben, sondern neue Erkenntnisse für uns nutzbar zu machen. Wir brauchen in der Gesundheitsvorsorge mehr Sicherheit, die im Einklang mit unseren heutigen Lebensbedingungen steht.

Das Co-Enzym Q10
    (Sehen Sie dazu Kapitel I-V in diesem Buch)

IX

L-Carnitin - ein Muntermacher für müde Muskeln

Neben Q10 ist auch ein anderer neuer Nährstoff ins Gerede gekommen: das L-Carnitin*. Und auch hier geht es um tatsächliche, versprochene und vielleicht manchmal nur vom einen oder anderen herbeigewünschte Wirkungen. Aber es gibt weit mehr als diesen äußeren Zusammenhang: Denn wie Q10 hat auch L-Carnitin eine wichtige Bedeutung im menschlichen Energiestoffwechsel. Darum soll es in diesem Kapitel gehen.

Wie so oft zeigten aber genaue Untersuchungen neue und zuweilen überraschende Beziehungen: So wie die komplexen Abläufe unseres Nerven- und Immunsystems vielfach miteinander verknüpft und dabei auf zuverlässige Leistungen unseres Energiestoffwechsels angewiesen sind, nimmt es nicht wunder, daß - wie beim Co-Enzym Q10 - auch für L-Carnitin wichtige Funktionen im Rahmen unserer Immunabwehr und für die Leistungsfähigkeit des Nervensystems festgestellt werden konnten. Darüber wird dann das nächste Kapitel informieren.

L-Carnitin - das „L" steht für die räumliche Struktur des Carnitin-Moleküls - ist, biochemisch gesehen, ein Aminosäurederivat. Und Aminosäuren* sind bekanntlich die elementaren Bausteine der Eiweißmoleküle im Organismus. Dem sei noch hinzugefügt: L-Carnitin, eine dreimal methylierte Verbindung der Gamma-Aminobetaoxibuttersäure, wurde im Jahre 1905 erstmalig isoliert. Die Substanz ist ein natürlicher Bestandteil der Säugetiermuskulatur, und deshalb kommt L-Carnitin reichlich in Fleisch vor.

L-Carnitin sorgt für die oxidative Energiegewinnung aus Fettsäuren, und die ist gerade beim Ausdauersport für eine lang anhaltende und verläßliche Energieanlieferung bedeutsam. Marathonläufer sprechen vom „Second Wind" und meinen damit eine Extraportion Energie durch L-Carnitin.

Das Menschengeschlecht zählt in seiner Mehrzahl von Anbeginn zu den „Carnivoren" - und das bedeutet laut Säugetierordnung nichts anderes als Fleischfresser.

Der Mensch kann mit Hilfe der Ernährung seinen L-Carnitin-Bedarf decken, ist aber außerdem in der Lage, L-Carnitin selbst zu synthetisieren.

Ebenso wie bei Co-Enzym Q10 muß zwischen endogenem (= körpereigenem) und exogenem (= mit der Nahrung aufgenommenem) L-Carnitin unterschieden werden.

Der erwachsene Mensch verfügt durchschnittlich über etwa 20 bis 25 Gramm Carnitin in seinem Körper, wobei Organe und Gewebe mit außerordentlichem Energieverbrauch die höchsten Anteile aufweisen. Dies gilt für die gesamte Skelettmuskulatur; ihr werden eindeutig L-Carnitin-Spitzenwerte zur Verfügung gestellt (etwa 98 %).

Uns beschäftigt nun die Frage: Sollen Leistungs-, Ausdauer- und Breitensportler besonders auf die L-Carnitin-Versorgung achten? Müssen sie, um auf der Höhe ihres Leistungsvermögens zu sein, L-Carnitin als Nahrungsergänzung zu sich nehmen, und bringt diese Maßnahme tatsächlich etwas? Eine ganze Reihe von Veröffentlichungen in renommierten Fachzeitschriften wie „Ärztliche Praxis", „TW Sport Medizin" sowie „Therapiewoche" und viele andere befürworten den Einsatz von L-Carnitin beim ausdauerorientierten Leistungs- und Breitensport. Denn auf der Grundlage unterschiedlicher Studien zeigte sich, daß der bei anhaltendem Ausdauertraining deutlich absinkende L-Carnitin-Gehalt im Blut und in der Muskulatur durch Ergänzungsgaben von L-Carnitin wieder in den Normalbereich gebracht werden kann.

Man weiß mittlerweile, daß Fußballer, Tennisasse und viele Sportprofis, die sich auf ihr Energiepotential zur rechten Zeit verlassen müssen, von großen Eiweißportionen in Form von Fleisch vor einem Wettkampf Abstand nehmen. Manche, wie etwa Ivan Lendl, der jahrelang das Welttennis souverän beherrschte, wurden sogar zu erklärten Vegetariern. Vegetarisch lebende Sportler haben sich auf eine Energiebereitstellung durch den Verzehr konzentrierter

Kohlenhydrate mit hoher Nährstoffdichte eingestellt.

Sollen nun vegetarisch ernährte Ausdauersportler L-Carnitin quasi als Vitamin zuführen? Sind Langstreckenläufer und Triathleten auf diese Nahrungsergänzung angewiesen? Übrigens ist die Bezeichnung „Vitamin" gar nicht so falsch! Früher wurde L-Carnitin in der Tat als Vitamin T bezeichnet, nachdem man entdeckt hatte, daß dieser Stoff für den Tenebrio molitor (Mehlwurm) eindeutig Vitamincharakter aufweist. Heute könnte das „T" sinngemäß für Triathlon stehen und damit verdeutlichen, was ein Ausdauersportler braucht, um sein Leistungsvermögen voll ausschöpfen zu können.

Im Rahmen eines sportmedizinischen Fortbildungsseminars in St. Moritz (1992) wurde dargestellt, daß Marathonläuferinnen bei weitgehend vegetarischer Ernährung extrem niedrige Carnitin-Blutspiegel aufweisen. Ganz anders war die Situation im Vergleich zu einer Kontrollgruppe bei gleicher sportlicher Belastung und Normalkost. Auch die Eigensynthese des Carnitins schien bei den vegetarisch ernährten Marathonläuferinnen gestört zu sein. Es erfolgte unter der Mangelsituation keine verstärkte Eigenproduktion des Körpers, wie das eigentlich von den Studienbetreuern erwartet wurde. Aus diesem Versuch schloß man, daß L-Carnitin auch für den Menschen Vitamincharakter aufweisen könnte. Denn wenn weder die körpereigene Synthese noch das Kostangebot ausreichen, um die Unterversorgung auszugleichen, wird eine Supplementierung notwendig.

L-Carnitin ist keine Droge oder körperfremde Substanz. Auch von einem Dopingmittel kann kein Rede sein.

Und weil das so ist, können Sportmediziner guten Gewissens jedem Ausdauersportler - ganz gleich ob Profi oder Amateur - eine optimale Versorgung mit L-Carnitin empfehlen. Es gibt keine unerwünschten Nebenwirkungen, denn L-Carnitin ist für den menschlichen Organismus mit allen seinen Organen, Geweben und Zellen seit Urzeiten eine unentbehrliche, ja lebensnotwendige Substanz. In den USA wurden auf Initiative der „Food and Drug Administration" Untersuchungen mit einer täglichen Gabe von 15 Gramm L-Carnitin durchgeführt, um einer eventuellen Toxizität auf die Spur zu kommen. Keiner dieser Versuche ergab toxische Wirkungen! Nach neuem Kenntnisstand werden 200 - 400 mg L-Carnitin pro Tag als Basisversorgung empfohlen, weil damit eine gute Kondition zu erreichen und vorzeitige Ermüdung beim Ausdauersport zu verhindern ist. Einige Sportmediziner gehen von höheren Tagesgaben aus, die bis zu 1000 mg reichen.

Wie und wo wirkt L-Carnitin?

Eine entscheidende Voraussetzung jeder höheren Energieleistung ist die optimale Sauerstoffversorgung des Körpers sowie die Funktionstüchtigkeit und Anpassungsfähigkeit des Muskelstoffwechsels. Weiterhin ist die Leistungsbereitschaft des Ausdauersportlers ganz unmittelbar davon abhängig, mit welcher Verläßlichkeit ATP - das „Wechselgeld der Energiebereitstellung" - aus den intramuskulären und extramuskulären Speichern abgerufen werden kann.

> *Bei allen Ausdauersportarten müssen sich Sauerstoffverbrauch und muskulärer Betriebsstoffwechsel unbedingt im Gleichklang befinden, damit keine metabolischen Entgleisungen der Zielsetzung des Sportlers ein vorzeitiges, schmerzhaftes Ende bereiten.*

Unter diesen komplexen Vorgaben muß man das Leistungsniveau im Ausdauersportbereich mit biologischen Hilfen anheben. Da der menschliche Körper nur über eine begrenzte Speicherfähigkeit für das „Muskelbenzin" Glykogen* aus kohlenhydratreicher Kost verfügt - es wird in der Leber und der Muskulatur eingelagert - müssen Fettsäuren die Aufgabe übernehmen, um das, was nach einer Weile energiezehrenden Trainings fehlt, wieder aufzufüllen.

Gezieltes Ausdauertraining beim Radfahren, Schwimmen oder Laufen (Triathlon) regt den Körper an, die Fettsäuren besser auszuwerten und hat sogar darüber hinaus einen glykogensparenden Effekt, wenn L-Carnitin als „Nadelöhr" der bedarfsgerechten Anlieferung von Fettsäuren in der inneren Mitochondrien-Membran wirksam werden kann.

Genau dort, wo Q10 die ATP-Energiesynthese steuert und anregt, wird L-Carnitin wirksam. Das heißt: Eine bedarfsgerechte ATP-Bereitstellung verlangt auch ein verläßliches Depot an L-Carnitin, das den Transfer langkettiger Fettsäuren hin zur inneren Mitochondrien-Membran überwacht.

L-Carnitin ist eine unverzichtbare Substanz, die den Transport energiespendender Fettstoffe zu den Kraftwerken der Zellen übernimmt und ausbalanciert. L-Carnitin reguliert die Verbrennungsgeschwindigkeit von Fettsäuren wie der Vergaser eines Motors, der die Anlieferung des Kraftstoffs kontrolliert und damit für die Energiebereitstellung verantwortlich zeichnet.

Fettsäuren aus der Nahrung können, wenn sie mit dem Blutstrom in das Zellinnere gelangt sind, nur mit Hilfe von L-Carnitin in die Mitochondrien-Membran vordringen.

L-Carnitin nimmt die Fettsäuren quasi per Huckepack mit und schleust diese Substanzen direkt am Ort des Geschehens ein. Damit Energie produziert werden kann, muß L-Carnitin in befriedigender Menge zur Verfügung stehen.

In den vergangenen zehn Jahren hat das Interesse an L-Carnitin rund um die Muskeltätigkeit und vor allem im Rahmen des Ausdauer- und Breitensports stetig zugenommen. Zahlreiche Studien zeigen, daß die Muskulatur bei einer L-Carnitin-Unterversorgung nicht unter optimalen Bedingungen arbeiten kann und deshalb vorzeitig ermüdet. Dies gilt jedoch nicht nur für sportlich Aktive, sondern gleichermaßen für Frau und Herrn Normalverbraucher, die sich trotz des Bewegungsmangels im Alltag zumindest hier und da auf ihre Muskelleistung verlassen wollen und müssen. Bei zu wenig L-Carnitin mangelt es an Schwung und Vitalität, und es breiten sich Unlust, Erschöpfung und Ermüdung aus. Und in den allermeisten Fällen kann sich keiner der Betroffenen erklären, weshalb der Körper derart reagiert und einfach nicht wie gewünscht mitmacht.

Wie entsteht L-Carnitin?

Für die körpereigene Synthese von L-Carnitin in der Leber und den Nieren braucht der Organismus die Aminosäuren Lysin und Mebion sowie die Vitamine C, B_3, B_6* und das Spurenelement Eisen.

Die Aminosäuren Lysin und Mebion zählen zu den essentiellen Eiweißbausteinen, die der Körper nicht selbst herstellen kann. Sie müssen mit der Nahrung aufgenommen werden und erfüllen zahlreiche Aufgaben wie etwa den Aufbau von spezifischen Wirkstoffen und Hormonen. Beide Aminosäuren sind u.a. in Milch und Fleisch enthalten. Durch eine ausgewogene Kost mit unterschiedlichen Eiweißträgern ist die notwendige Anlieferung möglich, aber vielfach nicht gewährleistet, weil die optimale Versorgung von Mensch zu Mensch schwankt. Außerdem ist sie von den individuellen Lebensumständen abhängig - etwa Alkoholgenuß, Streß, körperlichen Belastungen, Erkrankungen und vielem mehr.

Ein komplettes Eiweißangebot aus tierischen wie pflanzlichen Nahrungsmitteln kann den Aminosäurenhaushalt in der Balance halten.

Das Vitamin C, auch Ascorbinsäure genannt, nehmen wir mit frischen Früchten, Gemüsen und Salaten auf (siehe Kapitel VIII).

Vitamin B_3 wird mit Fleisch, Geflügel und Fisch sowie Vollkornprodukten aufgenommen. Der Verzehr von Weißmehlprodukten und eine haushaltszuckerreiche Kost führen zu einer Vitamin B_3-Unterversorgung, die in den seltensten Fällen bemerkt wird.

Vitamin B_6 ist für die Aufnahme von Eisen unverzichtbar, denn es zählt zu den Bestandteilen der roten Blutkörperchen. In natürlichem Zustand enthalten Getreide, Reis, Hefe, Erdnüsse, Hülsenfrüchte, rotes Fleisch und Eigelb das Vitamin B_6. In hocherhitzter Milch und Auszugsmehlen ist dieser Mikronährstoff dagegen kaum noch nachweisbar; und industriell bearbeiteter Reis verliert bis zu 90 % seines ursprünglichen B_6-Gehalts.

Eisen ist der Sauerstofftransporteur im gesamten Organismus. Deshalb kommt dieses Spurenelement in jedem roten Blutkörperchen vor. Eisendefizite führen zu Müdigkeit und Blutarmut. Und hier sind insbesondere junge Frauen betroffen, die durch Blutverluste während der Monatsregel das ohnehin schon spärlich vertretene Eisen in größerer Menge verlieren. Optimal verwertbares Eisen wird mit rotem Fleisch angeboten, während das Spurenelement aus pflanzlicher Nahrung für den Körper weniger optimal auszuwerten ist.

Um L-Carnitin aufbauen zu können, benötigt der Körper eine zufriedenstellende Versorgung mit all den genannten Mikronährstoffen. Befindet sich die eine oder andere Substanz im unteren Bereich des erforderlichen Angebots, sind latente Mangelzustände zu erwarten.

Nach neuen Studien der Professoren Dr. H. Böhles / Universität Frankfurt und Dr. G. Uhlenbruck / Universität Köln verläuft die körpereigene L-Carnitin-Synthese des Menschen träge und schleppend. Darüber hinaus ist sie im Alter generell reduziert. Um so mehr muß darauf geachtet werden, daß die Nahrung optimal zusammengestellt wird. Das heißt also vor allem, Fleisch nicht vollends vom Speisezettel zu streichen. Denn in pflanzlicher Nahrung ist L-Carnitin praktisch nicht vorhanden!

Das bedeutet nun keineswegs, unter dem Motto: „Viel hilft viel" täglich große Fleischportionen zu verspeisen, sondern sich fettarmes, qualitativ wertvolles Muskelfleisch in angemessenen Portionen schmecken zu lassen. Auf fetthaltige Wurstwaren und Aufschnitt-sorten kann dabei getrost verzichtet werden. Es empfiehlt sich, öfter ein Gericht unter Verwendung von Lamm- und Hammelfleisch aufzutischen.

Als der legendäre Spiridon Louis im Jahre 1896 erster Marathonsieger der Olympischen Spiele der Neuzeit wurde, gab sein Erfolg so manches Rätsel auf.

Mit den heutigen Kenntnissen ist dieser Sieg möglicherweise zu erklären: Da Louis ein Schäfer war, der sich vorwiegend vom Fleisch seiner Herde ernährte, konnte sein Körper genügend L-Carnitin-Depots im Verlauf der Ausdauerleistung zur Verfügung stellen. Sicherlich hatte der Olympiasieger selbst nicht die leiseste Ahnung davon.

Hierzu noch einige Hinweise:

1. Zucker (Glukose) und Fettsäuren sind unsere Energieträger.

2. In Ruhe bzw. bei leichter Betätigung ruft der Körper seine Energie zu zwei Dritteln aus Fetten und zu einem Drittel aus Glukose ab. In diesem Zustand wird die Energiebereitstellung als „aerob"* bezeichnet. Sie befindet sich in Ausgewogenheit mit der Sauerstoffzufuhr aus der Atmung.

3. Kurzfristige körperliche Anstrengungen von hoher Intensität werden dagegen in „anaerobem"* Zustand erbracht. Das heißt: Bei einem nur Sekunden dauernden Sprint oder einer schweren Übung reicht die Sauerstoffaufnahme nicht aus. In diesem Fall hilft sich der Körper und verbrennt Glukose weitgehend ohne Sauerstoff, was bei der Oxidation von Fetten nicht möglich ist.

4. Ausdauerleistungen erfordern beide Energieträger, sowohl die Zucker- als auch die Fettstoffe.

Der Abruf ist immer von der Intensität und Dauer der Übung abhängig. Zu Beginn eines 1500 m-Laufs stammt die Energie zu etwa 90% aus Glukose. Danach treten die Fette auf den Plan und steigern die

Energiebereitstellung bis zu 65%. Der Übergang von der Zucker- zur Fettenergie verläuft gleitend und richtet sich nach dem Glukoseverbrauch in der Muskulatur.

So dürfte verständlich sein, daß sich Carnitin-Defizite sehr negativ auf die Energiebereitstellung bei anstrengender Muskelarbeit auswirken. Außerdem muß innerhalb der Muskulatur zwischen Typ I-Fasern zur Dauerleistung (Triathlon, Langstreckenlauf) und Typ II-Fasern für schnelle Bewegungen (Sprint) unterschieden werden.

Die Typ I-Muskelfasern benötigen als Kraftstoff „Diesel" aus Fetten, während die Typ II-Muskulatur sehr gut mit dem „explosiven Leichtbenzin" der Glukose aus Kohlenhydraten auskommen kann.

Muskuläre Ausdauerleistungen sind also an die Verfügbarkeit von L-Carnitin gekoppelt. Diese Verfügbarkeit ist jedoch nur in befriedigender Weise gegeben, wenn genügend freies, unbelastetes Carnitin für den Mitochondrien-Transfer zur Verfügung steht. Das bereits durch Fettsäuren beladene und damit ausgelastete Carnitin (Acylcarnitin) kommt für diese Aufgabe nicht mehr in Frage, wenn es auch weiterhin nachweisbar bleibt.

Das bedeutet: Aus dem absoluten L-Carnitin-Wert im Körper kann nicht auf eine gute Versorgung oder Verfügbarkeit geschlossen werden. Allein das Verhältnis von freiem zu beladenem Carnitin spielt für die Verfügbarkeit und damit für geordnete Stoffwechselverhältnisse die entscheidende Rolle.

Nach Untersuchungen von Professor Dr. H. Böhles, Frankfurt, kann ein erhöhter Carnitin-Bedarf nicht auf dem Wege einer verstärkten körpereigenen Synthese gedeckt werden. Der Organismus ist bei jeder körperlichen oder ausdauersportlichen Belastung auf die Carnitin-Zufuhr durch Fleischverzehr angewiesen, wenn er nicht auf direktem Wege in ein „Sauerstoff-Minus" hineinrutschen soll. Der Herzmuskel antwortet auf chronischen Sauerstoffmangel mit der Entwicklung koronarer Herzleiden, die sich als Brustenge (Angina pectoris) und eine erhöhte Gefährdung durch Herzinfarkt manifestieren können.

Wie beeinflußt L-Carnitin den Stoffwechsel der Muskulatur?

Jedem von uns ist der Muskelkater als schmerzhafte Auswirkung und Folge körperlicher Anstrengungen bekannt. Bei der Frage nach seiner Ursache gilt es mit einer Legende aufzuräumen. Denn Muskelkater beruht sehr wahrscheinlich nicht auf der Anhäufung von Milchsäure (Laktat) in den Muskeln. Vieles spricht nach heutigen Erkenntnissen dafür, daß es Mikroverletzungen der Muskelfasern nach ungewohnten Anstrengungen sind, deren Reparatur in den folgenden Tagen die typischen Schmerzen verursacht. Deshalb ist auch der traditionelle Ratschlag falsch, mit genau den Bewegungen, die zum Muskelkater führten, gleich wieder gegen ihn anzugehen. Empfehlenswert sind hingegen durchblutungsfördernde Wärme und leichte Bewegungen anderer Art. Damit werden die Beschwerden immerhin gelindert, beschleunigen läßt sich der Reparaturbetrieb in den Muskeln wohl kaum. Soweit also zum Muskelkater.

Aber es stimmt natürlich, daß es im Verlauf anstrengender körperlicher Belastung in den Mitochondrien der Muskelzellen zu einer Überladung mit Milchsäuren kommt.

Sie entstehen, wenn bei unzureichender Sauerstoffanlieferung eine Reihe von Substanzen nicht ordnungsgemäß oxidiert und zu Energie umgewandelt werden kann. Sie liegen dann als unphysiologische Stoffwechselprodukte in der Mitochondrien-Membran fest, verbreiten ein toxisches Milieu und lähmen in dieser sogenannten aktivierten Form die normalen metabolischen Vorgänge in den Kraftwerken der Zellen. Die „aktivierte Form" der Stoffwechselprodukte wird durch eine Bindung an Co-Enzym A* vorgegeben. Durch die übermäßige Ansammlung von nichtverbrannten Stoffwechselprodukten entsteht eine deutliche Verminderung an der Aktivatorsubstanz Co-Enzym A, welche nun gebunden ist und deshalb nicht mehr ausreichend für metabolische Vorgänge zur Verfügung steht.

Zahlreiche Studien belegen, daß die Mitochondrien-Membranen bei einer optimalen L-Carnitin-Verfügbarkeit von diesen giftigen Substanzen befreit werden. L-Carnitin löst die Bindung an Co-Enzym A auf, und der

Bioaktivator steht ab sofort für ausbalancierte Stoffwechselabläufe bereit.

Die Verbindungen aus den unerwünschten Substanzen und L-Carnitin werden durch die ableitenden Organe und den Urin ausgeschieden. Damit ist die Säuberungsaktion erfolgreich abgeschlossen.

> *L-Carnitin spielt in der aktiven Entgiftung der Zellkraftwerke eine herausragende Rolle. Diese Eigenschaft macht es nun im intrazellulären Raum für eine Reihe von Krankheitsbildern interessant, denn eine ausbalancierte Energiebereitstellung ist für die Funktionstüchtigkeit jeder einzelnen Zelle des Körpers unverzichtbar.*

Die Bedeutung des L-Carnitins für den Muskelstoffwechsel liegt schwerpunktmäßig im Bereich der Dauerbelastung, und da das Herz eine besondere Leistung vollbringen muß, wirkt L-Carnitin wie ein Herzschutzfaktor. Angesichts zunehmender sportlicher Aktivitäten in allen Bevölkerungsschichten wird L-Carnitin als körpereigene Schutzsubstanz und Nadelöhr der Energiebereitstellung aus Fettsäuren den Platz einnehmen, der ihm zukommt. Das gilt insbesondere für alle Ausdauersportarten wie Langlauf, Schwimmen, Radfahren und auch den Skilanglauf, die von Ärzten als aktive Vorsorge gegen Herz-Kreislauf- und weitere zivilisationsbedingte Krankheiten wärmstens empfohlen werden.

Wie sieht die L-Carnitin-Versorgung von Sportlern aus?

Auf welche Art ist das Ernährungsprogramm von Sportprofis zu gestalten, die eine Dauerleistung auf gleich-
bleibend hohem Niveau erbringen wollen? Der Verzehr
rasch abbaubarer Kohlenhydrate, die wie ein Strohfeuer
brennen, muß nun unter veränderten Gesichtspunkten
betrachtet werden. Viele Sportmediziner und Ernährungsexperten empfehlen deshalb eine zusätzliche
Gabe von L-Carnitin, damit jener „Second Wind" der
Marathonläufer wie ein Turboeffekt der Energiebereitstellung übergangslos die Fettphase erreichen kann.
Nach einer Fülle von Studien und Untersuchungen in
aller Welt sind folgende positive Wirkungen für sportlich
Aktive durch eine zusätzliche Versorgung mit L-Carnitin
zu erwarten:

1. Leistungssteigerung,
2. Steigerung der Ausdauer,
3. deutlich verkürzte Erholungsphase (der Puls-
   schlag kommt schneller in seinen normalen
   Rhythmus zurück),
4. Verringerung der Krampfneigung (Hemmung
   der Übersäuerung),
5. Verbesserung der Herzleistung,
6. Anhebung des Sauerstoffverbrauchs,
7. Abnahme der Fettpolster.

Darüber hinaus wurde ein weiterer, sehr positiver
Nebeneffekt als Folge der L-Carnitin-Nahrungsergän-
zung festgestellt:

Die Blutfette lassen sich deutlich verringern, wenn das Ernährungs- und Bewegungsprogramm bei gleichzeitiger L-Carnitin-Einnahme bedarfsgerecht und individuell angepaßt gestaltet wird. Im Breitensport heißt das: ein Ausdauertraining von 30 bis 40 Minuten mindestens zwei- bis dreimal in der Woche. Das Herz wird durch die entsprechende Belastung enorm gekräftigt, und die Verminderung der Blutfettwerte beugt kardiovaskulären Erkrankungen aktiv vor. Dabei senkt L-Carnitin die Neutralfette (Triglyceride) und hebt das „gute" HDL-Cholesterin an.

Hinweise für sportlich Aktive:

Der Verzehr von rasch abbaubaren Kohlenhydraten in Form von Weißbrot, Gebäck, Kuchen und Süßigkeiten sowie der Genuß zuckersüßer Getränke schafft keine verläßliche Leistungsenergie. Er fördert allenfalls kurzfristige Blutzuckerspitzen, die ebenso rasch wieder absinken und den Blutzuckerspiegel wie eine unphysiologische Achterbahn aussehen lassen.

Dagegen empfiehlt sich der Verzehr langsam abbaubarer Kohlenhydrate wie Vollkorngetreide, Brot, Teigwaren und Vollkornreis etwa eine Stunde vor dem Ausdauertraining oder Wettkampf.

Je nach persönlicher Belastung während des Ausdauersports sorgen 200 bis 1000 mg L-Carnitin pro Tag für ein verläßliches Depot an Leistungskraft, ohne dabei das Herz zu überanstrengen oder Gefahr zu laufen, daß die Muskulatur vorzeitig sauer wird.

Hinzugefügt sei noch, daß L-Carnitin auch jenen Breiten- und Hobbysportlern selbstverständlich werden sollte, die häufig gegen Kälte anzukämpfen haben: Skiläufer, Bergsteiger, Schwimmer, Taucher, Segler und Surfer.

X

L-Carnitin - Aktivator des Abwehr- und Nervensystems

Wie bereits eingangs Kapitel IX erwähnt, spielt das L-Carnitin neben den positiven Auswirkungen auf das Herz und die Gesundheit der Blutgefäße unter körperlicher Belastung offenbar auch im Rahmen der komplexen Abläufe des menschlichen Immunsystems eine wichtige Rolle.

Professor Dr. G. Uhlenbruck, ehemaliger Direktor des Immunbiologischen Instituts der Universität Köln, stellte in zahlreichen Versuchen folgendes fest: Die spezifischen Abwehrzellen (T- und B-Lymphozyten), aber auch die unspezifischen Freßzellen an der vordersten Front des Abwehrgeschehens (Makrophagen) zeigen durch L-Carnitin eine deutliche Verstärkung und Verbesserung ihrer Wirksamkeit. So fraßen die Makrophagen mehr und vor allen Dingen schneller, und die natürlichen Killerzellen töteten Tumorzellen aktiver und verläßlicher ab. Die „spezifischen Immunzellen", die T- und B-Lymphozyten, reagierten mit einer signifikanten Steigerung ihrer funktionellen Aktivitäten. Professor Dr. Uhlenbruck führt dieses „immunstimulierende Phänomen" auf ganz bestimmte

Interaktionen des L-Carnitins mit den Membranstrukturen zurück.

Als Kontrollsubstanz setzte der Wissenschaftler Acetylcholin* ein, eine Verbindung, die dem Carnitin sehr ähnlich ist. Erstaunlicherweise zeigte auch diese Substanz vergleichbar positive Wirkungen auf die Zellmembranen. Nun ist aber Acetylcholin tatsächlich ein Überträgermolekül, ein sogenannter Neurotransmitter*, der normalerweise im Gehirn und Zentralnervensystem des Menschen wirksam ist. „Da sich aber das menschliche Immunsystem" - so Prof. Dr. Uhlenbruck - „aus dem Zentralnervensystem heraus entwickelt hat, war dieser Effekt gar nicht so unerklärlich". Seiner Meinung nach läßt sich die schützende Wirkung von L-Carnitin auf das zentrale Nervensystem gut entschlüsseln. Sowohl in den Versuchen an der Universität Köln als auch weltweit zeigten Studien und Laborversuche, daß durch L-Carnitin-Gaben deutliche Besserungen bei Hirnleistungsstörungen und neurologischen Ausfallerscheinungen zu erzielen sind. Diese Erkenntnis trifft vor allen Dingen auf ein rechtzeitiges Vorbeugen gegen Alterungserscheinungen zu. Es handelt sich laut Professor Uhlenbruck um die Alzheimer Krankheit, gilt aber seiner Meinung nach ebenso für HIV-Infizierte. Darüber hinaus scheint der Gefäßschutzeffekt von L-Carnitin in der Behandlung von Schlaganfällen bzw. deren Folgen eine beachtliche Rolle zu spielen.

Da L-Carnitin keine unerwünschten Nebenwirkungen aufweist und als körpereigene Substanz nicht toxisch wirkt, kann es in größeren Mengen als die Substanz Acetylcholin eingenommen werden. Professor Dr. Uhlenbruck verabreichte in seinen Versuchen L-Carnitin-Gaben von 1 bis 3 g pro Tag.

Den hervorragenden Eigenschaften des L-Carnitin als „Saubermann" der Zellmembran schreibt Professor Uhlenbruck noch eine weitere zu: „Um Medikamente besser in die Zelle einzuschleusen, was bei Tumorpatienten von Nutzen ist, und auch um Nebenwirkungen zu reduzieren, ist L-Carnitin eine wirksame und gleichzeitig ungefährliche Hilfe".

L-Carnitin läßt sich auch nutzen, um beispielsweise Umweltgifte effektiver aus der Zelle zu schleusen. „Womöglich", so Professor Uhlenbruck, „bieten sich hier neue Therapieansätze an, die wissenschaftlich weiter abgeklärt werden müssen, um dann in Klinik und Praxis zum Einsatz zu kommen."

Bereits heute kann man/frau sich ohne Bedenken zur aktiven Vorsorge entschließen, um den Zellen des Abwehr- und Nervensystems zu helfen, auf der Höhe ihrer Funktionstüchtigkeit und Anpassungsfähigkeit zu bleiben oder diese zu stabilisieren.

Dazu gehört allerdings mehr als lediglich die Einnahme von L-Carnitin oder Co-Enzym Q10! Gesundheitsbewußtes Wollen und Handeln setzen Veränderungsprozesse in Gang. Das Wohlergehen von Körper, Geist und Seele muß nun als Vernetzung unterschiedlicher Systeme in einem Ganzen begriffen werden. Was das L-Carnitin angeht, so gibt es neben dem umsatzsteigernden Einfluß auf die Fettsäureverbrennung in der Muskulatur, dem Verstärkereffekt des Abwehrsystems und der neuroprotektiven Wirkung folgendes zu bedenken: Auch hier sind Beziehungen zu beobachten, die bei oberflächlicher Betrachtung eigentlich nichts miteinander zu tun haben. Aufgrund der Ähnlichkeit von L-Carnitin und Acetylcholin wird deutlich, wie eng das Gehirn und das Nervensystem mit dem Immunsystem vernetzt sind. Beide sprechen mit Hilfe ihrer Wortmoleküle die gleiche Sprache. Diese Signalüberträger werden medizinisch Transmitter genannt.

Professor Dr. Uhlenbruck sagt dazu: „Die Neurotransmitter finden ihr spezifisches Gehör (Rezeptoren) an den Membranen der Immunzellen, und die Immunotransmitter treffen auf Ohren im menschlichen Gehirn. Beide Sprachen könnte man als Dialekte einer gemeinsamen Muttersprache bezeichnen, wobei interessant ist, daß das Immunsystem ebenso Neurotransmitter produzieren kann wie Gehirn und Nervensystem. Beide beherrschen den Dialekt des anderen. Dabei kann es durchaus sein, daß Acetylcholin im Gehirn deutlich vernehmbar ist, während es beim Immunsystem nur einen informativen Effekt von oberflächlichem small talk an den Membranen bewirkt, und beim L-Carnitin könnte es umgekehrt sein. In beiden Fällen geht es um Erkennungsvorgänge, welche Entscheidungsreaktionen auf molekularbiologischer Ebene ermöglichen, und die auf diese Weise erleichtert werden."

> *L-Carnitin ist ein natürliches Molekül, welches in der konzertierten Aktion zwischen Seele (Gehirn) und Leib (Immunsystem) „die zweite Geige spielt".*

Diesen beinah lyrischen Sätzen und Betrachtungen eines modernen Wissenschaftlers möchte ich noch anfügen: Es ist ungemein spannend, einer eigentlich gar nicht neuen Substanz auf die Spur zu kommen, ihren erweiterten Wirkungsradius zu verstehen und diese wissenschaftlichen Erkenntnisse nicht nur zu verfolgen, sondern auch zu publizieren. Ebenso wichtig ist es aber, das L-Carnitin keinesfalls als Einzelsubstanz zu betrachten und womöglich als Wundermittel anzupreisen. Der Grat zwischen seriöser, verantwortungsvoller Berichterstattung und dem Erwecken falscher Hoffnungen ist schmal. Deshalb möchte ich im nächsten Kapitel einige Fehlinformationen über L-Carnitin aufzeigen und falsche Vorstellungen und Erwartungen dämpfen.

XI

L-Carnitin - Wundermittel gegen Fettpolster ?

Über „Wundermittel" wird immer wieder in den entsprechenden Medien geschrieben - mit publikumswirksamen Aussagen gespickt, versteht sich. Leider sind diese vehement angepriesenen „Wunder" nur äußerst selten, und manchmal, wenn es ein solches Wunder zu beschreiben gilt, läßt sich bei näherem Hinsehen eine logische Erklärung finden - es war eben kein Wunder.

Jüngst hieß es, daß man/frau mit Hilfe von L-Carnitin erfolgreich gegen Fettpolster vorgehen könne, und da sich Ungezählte nach der schlanken Linie ohne Mühsal und Verzicht sehnen, scheint wohl jedes Mittel recht, der Traumfigur ein Stück näher zu kommen.

Weil L-Carnitin als Nadelöhr der Fettverbrennung wirksam ist, wurde flugs versucht, Abmagerungskuren mit L-Carnitin als Beschleunigungsfaktor anzupreisen. Dahinter verbirgt sich zwar ein Fünkchen Wahrheit, weil Untersuchungen zeigten, daß bei Fettleibigkeit vielfach ein L-Carnitin-Mangel vorliegt. Es ist aber ein Trugschluß, allein mit der Einnahme von L-Carnitin den verhaßten Pfunden zu Leibe rücken zu können.

Dabei wird höchstens die Geldbörse schlank, und Sie, liebe Leserinnen und Leser, fordern in der unendlichen Geschichte des Auf und Ab mit den Pfunden die nächste Enttäuschung direkt heraus.

Eine Gewichtsminderung auf Dauer funktioniert nur mit Verhaltensänderung und sehr viel Geduld!

Entweder erhält der Körper mit Hilfe einer Reduktionskost so wenig Nahrungsenergie, daß er zwangsläufig seine Fettreserven anzapfen muß, oder man/frau geht die Fettschmelze mit einem gezielten Ausdauertraining an, um die erforderliche Energiemenge aus den unerwünschten Rundungen herauszuholen. Am besten ist natürlich die Kombination beider Möglichkeiten - und der feste Vorsatz, die Zielvorstellungen nicht zu hoch anzusetzen.

Es besteht kein Zweifel daran, daß nur mit Hilfe von L-Carnitin Fettsäuren in die Kraftwerke der Zellen gelangen können, um dort in Energie umgewandelt zu werden. Es ist auch logisch, daß während einer Reduktionsdiät oder beim Fasten nur sehr wenig gegessen und zumeist viel getrunken wird. Die in der Hauptsache pflanzliche Kost bewirkt eine L-Carnitin-Unterversorgung. Wird die Gewichtsabnahme durch sportliche Aktivitäten wie ein gemäßigtes Ausdauertraining unterstützt, so kommt es über die Fettverbrennung zu einem gesteigerten Carnitin-Bedarf. Unter diesen Voraussetzungen kann sich leicht und unbemerkt ein L-Carnitin-Mangel ausbreiten.

Zu einem solchen „Mangel" sagt Professor Dr. H. Böhles/Frankfurt: „Eine L-Carnitin-Mangelsituation ist primär nicht als absoluter Mangel zu verstehen. Er ist bereits gegeben, wenn freies, nicht an Acylketten gebundenes L-Carnitin in irgendeinem Organsystem nur noch in reduzierter Konzentration zur Verfügung steht."

Zusätzlich verschärft sich diese Situation durch vegetarische Kost, wenn infolge Fleischverzichts die wichtigste exogene L-Carnitin-Quelle ausfällt. Professor Böhles sagt weiterhin: „Sehr häufig ist auch das Depoteisen vermindert, wodurch auch die körpereigene L-Carnitin-Synthese beeinträchtigt wird."

Das alles bedeutet: Wer mit Hilfe von Reduktionskost und entsprechendem Ausdauertraining seinen überflüssigen Pfunden den Kampf ansagt, braucht eine zusätzliche Gabe von L-Carnitin. Die Vorstellung jedoch, lediglich ein solches Präparat einzunehmen und damit die Fettschmelze einzuleiten, bringt wenig oder überhaupt nichts. Bewegung ist das A und O, denn ohne Fleiß und Schweiß kein Preis!

Vergessen Sie lieber für eine Weile Ihr Auto und radeln Sie zum Einkaufen, wenn möglich auch zur Arbeit. Steigen Sie wieder Treppen und laufen Sie täglich mindestens 15 bis 20 Minuten zügig. Dann werden Sie bei Einnahme von L-Carnitin und gleichzeitiger vernünftiger Kostgestaltung, vor allem bei weitgehendem Alkohol- und Zuckerverzicht, langsam, aber stetig abnehmen. 100 bis 200 mg L-Carnitin pro Tag, dazu regelmäßige Bewegung und eine vernünftige

Energiebilanz durch leckere, aber kalorienarme Mahlzeiten mit hoher Nährstoffdichte sind der verläßlichste Weg zu Ihrem persönlichem Wohlfühlgewicht.

Im übrigen sind die flachgehungerten, androgynen* Twiggy-Figuren nicht mehr gefragt, auch wenn einschlägige Modezeitschriften mit der soundsovielten Wunderdiät diese körperfeindliche und krankmachende Schlankheit noch immer als Idealbild darstellen.

Gefragt ist Gesundheit, und die fängt bekanntlich in den Billionen Zellen des Körpers an. In gleicher Weise, wie UV-Filter in Hautpflege- und Sonnenschutzpräparaten unsere empfindliche Hülle vor gefährlichen Strahlen schützen sollen, verhindert freies L-Carnitin in bedarfsgerechter Konzentration akute wie chronische Membranschäden in und an Zellen sowie Zellorganellen.

In engem Verbund mit Co-Enzym Q10, den antioxidativ wirkenden Vitaminen C und E, dem Beta-Carotin sowie einer ausgewogenen Zufuhr von Mineralstoffen als Mengen- und Spurenelementen fügt sich ein vernetztes System der Gesundheitsvorsorge harmonisch ineinander. Dieses logische und praxisnahe Konzept kann man in Eigenverantwortung umsetzen, denn es ist nach den neuesten Ergebnissen der Forschung empfehlenswert.

XII

Auf ein Wort zum Schluß

Es ging mir hier weder darum, im Rahmen der Gesundheitsvorsorge eine der unerläßlichen Substanzen zu favorisieren noch marktschreierisch anzupreisen. Wir können uns heutzutage keine monokausale Betrachtungsweise leisten, denn diese würde uns unweigerlich in die Irre führen und weitere Mißverständnisse heraufbeschwören.

Außerdem gilt: Die modernen Präventionsmöglichkeiten der Ernährungsmedizin haben sich von dem ehernen Standpunkt der Altvorderen entfernt, nämlich klinisch erkennbarem *Mangel* als Voraussetzung für die Supplementierung von Mikronährstoffen anzusehen. Ein solcher ist in den seltensten Fällen hieb- und stichfest aufzuspüren.

Wenn wir uns hingegen mit dem Gedanken anfreunden, im Organismus mit seinem Billionenheer von Zellen optimale Bedingungen zu schaffen und nicht abzuwarten, bis Störungen, Fehlleistungen und die sogenannten Zivilisationserkrankungen zu unausweichlichen Antworten auf unser Fehlverhalten werden, dann hätten wir bereits den wichtigsten Schritt in eine gesündere Zukunft getan.

Die Gesundheitsvorsorge am Ende des 20. Jahrhunderts kommt nicht mehr umhin, die veränderten Lebensumstände und -bedingungen unserer Gesellschaft in ihre Präventionskonzepte einzubinden.

Und die konservative Medizin darf sich nicht mit der These zufriedengeben, daß schließlich die Menschen immer älter werden und damit eigentlich alles zum besten stünde.

Zugegeben: Wir werden immer älter, weil dank der modernen Medizin die Infektionskrankheiten weitgehend besiegt sind und außerdem die Mütter- und Säuglingssterblichkeit auf ein niedriges Niveau gesenkt werden konnte. Die Sache mit dem so erfreulichen Älterwerden hat aber wie jede Medaille eine Kehrseite. Die Wahrheit ist: Wir werden kränkelnd älter oder anders ausgedrückt, wir sterben langsamer.

Ab dem siebten Lebensjahrzehnt - und vielfach deutlich früher - benötigen wir Medikamente, und mit zunehmendem Alter steigt in unserer Gesellschaft die Morbidität* bei Frauen und Männern stetig an. Aus diesem Grunde sind die Behandlungskosten, die unser sogenanntes Gesundheitswesen zu erbringen hat, direkt in einen Kollaps hineingewachsen. In dieser Situation waren und sind Gegenmaßnahmen unumgänglich, denn unsere Gesundheit ist zukunftsorientiert nicht mehr als Reparaturbetrieb zu verstehen und so auch nicht mehr bezahlbar.

Über 300 Milliarden DM Gesamtkosten im Jahr, davon mehr als 100 Milliarden allein für die Behandlung der unmittelbaren Folgekrankheiten von Fehl-, Über-

und Mangelernährung brachten unseren Kassenbetrieb ins Stottern. Aber nicht nur die Kosten allein spielen eine Rolle - hinter diesen Zahlen verbergen sich menschliche Schicksale und oft vermeidbare Verluste an Lebensqualität. Wir alle müssen umdenken, auf Gewohntes verzichten und den Gürtel enger schnallen. Der Ausweg aus diesem Dilemma ist ein neues Gesundheitsbewußtsein. Dieses jedoch gedeiht nur in einer Atmosphäre sachlicher Aufklärung zu mehr Eigenverantwortung - ohne Schulmeisterei, Strafandrohung und den bewußten erhobenen Zeigefinger. Gesundheitsbewußtsein wächst auf der Grundlage von Neugierde und dem unermüdlichen Engagement, täglich etwas Sinnvolles für das eigene Wohlbefinden zu tun.

„Gesundheit ist weniger ein Zustand als eine Haltung..., sie gedeiht mit der Freude am Leben", sagte schon Thomas von Aquin (1225 - 1274).

In diesem Sinne wünsche ich Ihnen, liebe Leserinnen und Leser, Gesundheit.

Anhang

Erklärung
der Fachausdrücke

A

α-Liponsäure ist ein Co-Enzym und trägt zur Bekämpfung *freier Radikaler bei.

α-Tokopherol: *Vitamin E.

Acetylcholin: ein Stoff, der an der Übertragung der Reize an den Nervenendigungen beteiligt ist (*Neurotransmitter). Acetylcholin ähnelt im chemischen Aufbau *L-Carnitin und wurde als Kontrollsubstanz verwendet, um die Wirksamkeit von L-Carnitin nachzuweisen.

Acylkette: Molekülrest der Carbonsäuren, an den sich z. B. freies *L-Carnitin anlagern kann.

Adenosintriphosphat (ATP): Lieferant und Speicher der Zellenergie, wird für energiebedürftige Prozesse in der Zelle verbraucht und mit Hilfe u. a. von *Co-Enzym Q10 aus der Nahrung wieder aufgebaut.

aerob: auf Sauerstoff angewiesen.

Aldehyde: chemische Verbindungen, die durch

Oxidation von Alkoholen entstehen und von denen einige als krebserregend gelten (z. B. Formaldehyd).

alimentär: mit der Ernährung zusammenhängend; durch Nahrungsmittel hervorgerufen.

Allergologie: Lehre von den Ursachen, den Formen und der Behandlung von Allergien.

Amine: *Derivate des Ammoniaks, die im Verdacht stehen, Krebs auszulösen.

Aminosäuren sind die einfachsten Bausteine der Proteine (Eiweiße). Neben den Aminosäuren, die der menschliche Körper synthetisieren kann, gibt es die essentiellen Aminosäuren, die mit der Nahrung aufgenommen werden müssen.

anaerob: ohne Sauerstoff auskommend.

androgyn: männliche und weibliche Merkmale vereinigend.

Angina pectoris: Engegefühl in der Brust (Brustenge), meistens als Folge von Verengung und Verkalkung der Herzkranzgefäße; gewöhnlich durch körperliche Überanstrengung oder starke Gemütsbewegungen ausgelöst.

Antigen: Substanzen, die die Bildung von spezifischen *Antikörpern als Immunreaktion hervorrufen. Antigene sind z. B. fremde Eiweißstoffe von Krankheitserregern oder Giftstoffe.

Antikörper: Schutzstoffe des Körpers, deren Bildung durch *Antigene angeregt wird. Antikörper lagern sich an Antigene an, um diese unschädlich oder für *phagozytierende Zellen kenntlich zu machen.

Antioxidantien (Einz.: Antioxidans; Adj.: antioxidativ): schützen die Bestandteile der Zellen vor *freien Radikalen, aggressiven Stoffen, die im Stoffwechselprozeß entstehen. Antioxidantien, z. B. *Co-Enzym Q10, *Beta-Carotin und die *Vitamine C und E, binden die freien Radikale und machen sie so unschädlich, sie wirken so als "Radikalenfänger".

antioxidativ:: *Antioxidantien.

Arachidonsäure: eine mehrfach ungesättigte, essentielle Fettsäure.

aromatische Verbindungen: chemische Verbindungen, die sich vom Benzol ableiten.

Arterien: pulsierende, vom Herzen wegführende Blutgefäße, transportieren sauerstoffreiches, helles Blut.

Arteriolen: letzte, feinste Gefäßabschnitte der *Arterien; die Arteriolen gehen in die *Kapillaren über.

Arteriosklerose (Arterienverkalkung): Verhärtung und Verformung der Arterienwand durch Ablagerungen (Plaques) und damit Verengung der Arterie, Folge: Der Blutfluß wird behindert.

Ascorbinsäure: *Vitamin C.

ATP: *Adenosintriphosphat.

Azo-Verbindungen: eine Gruppe stickstoffhaltiger Verbindungen mit den Azofarbstoffen als Hauptvertretern.

B

B-Lymphozyten: B-Zellen, *Lymphozyten.

Beta-Carotin: auch Provitamin A genannt, Vorstufe des fettlöslichen *Vitamins A, kommt als Farbstoff vor allem in Gemüse und Obst vor und ist auch in Eiern, Milch und Leber vorhanden. Beta-Carotin ist ein wirksames *Antioxidans in den Zellmembranen.

Biokatalysatoren: Sammelbegriff für Enzyme, Hormone und Vitamine.

Bursa: bei Vögeln ein Organ, in dem die sogenannten B-(= Bursa-abhängigen)*Lymphozyten gebildet werden. Die Bursa ist bei Säugetieren und beim Menschen nicht festzustellen, die B-Lymphozyten entstehen hier im Knochenmark (sog. Bursa-Äquivalent).

C

Carotinoide: kommen als Farbstoffe in Pflanzen- und Tierorganismen vor. Carotinoide können nur von Pflanzen synthetisiert, von Tieren aber in Pigmente umgewandelt werden. Zu den Carotinoiden zählt auch das *Beta-Carotin.

Cholesterin: fettähnlicher Stoff, der in den Zellmembranen enthalten ist (Normalwert im Blut für das Gesamtcholesterin: max. 200 mg/dl). Cholesterin ist im LDL- und im HDL-Cholesterin enthalten (LDL = low density lipoproteins = Lipoproteine mit niedriger Dichte; HDL = high density lipoproteins = Lipoproteine mit hoher Dichte). LDL-Cholesterin ist der Risikofaktor und lagert sich in den Gefäßwänden ab (Normalwert: max. 155 mg/dl). Das HDL-Cholesterin, auch gutes Cholesterin genannt, transportiert das LDL-Cholestrin aus den Gefäßwänden ab. Der Normalwert liegt bei Männern bei über 35 mg/dl und bei Frauen bei über 45 mg/dl.

Cholesterinbildung: Cholesterin wird mit der Nahrung (v. a. im Eigelb, in Fleisch und Milchprodukten) aufgenommen, kann aber auch vom Körper synthetisiert werden. An der körpereigenen Synthese des Cholesterins ist das *Co-Enzym A beteiligt.

Co-Enzym: Co-Enzyme sind vitaminähnliche Stoffe, die durch ihre bloße Anwesenheit eine biochemische Reaktion in Gang setzen, beschleunigen und in eine bestimmte Richtung lenken. Im Gegensatz zu *Enzymen werden Co-Enzyme jedoch verbraucht und müssen daher ständig erneuert werden.

Co-Enzym A (CoA): Co-Enzym mit Schlüsselstellung in den Stoffwechselprozessen, CoA ist die biologisch aktive Form des Vitamins *Panthotensäure.

Co-Enzym Q: Es gibt zehn verschiedene Co-Enzym Q, Q1 bis Q10. Diese sind in den Lebensformen Pflanze, Tier und Mensch verbreitet. Das einzige für den Menschen bedeutsame Co-Enzym Q ist das höchstwertige Q10.

Co-Enzym Q10: Dieses *Co-Enzym, kurz Q10 genannt, wird auch als *Ubichinon bezeichnet, weil es überall im

Körper vorkommt. Es besitzt einen ähnlichen Aufbau wie *Vitamin E. Die biologische Wirksamkeit belegt eindeutig die Vitamineigenschaften. Die wichtigsten Wirkungsmechanismen sind: 1) antioxidative Eigenschaften (Fänger *freier Radikale), 2) Bindeglied im Elektronentransport innerhalb der Atmungskette und 3) Schlüsselkomponente für die Bildung der Bioenergien. Der Mensch ist selbst zur *Synthese von Q10 befähigt, nimmt es aber auch mit der Nahrung auf. Da u. U. die körpereigene Synthese von Q10 beeinträchtigt sein kann (u. a. altersbedingt) und damit nicht mehr ausreicht, den Bedarf zu decken, muß Q10 über eine gezielte Ernährung oder als Nahrungsergänzung zugeführt werden. Dann nimmt Q10 den Charakter eines *Vitamins an.

D

Derivat: Ein Derivat ist ein Abkömmling einer chemischen Grundsubstanz; so ist z. B. *L-Carnitin ein *Aminosäure-Derivat.

DNS: Abk. für Desoxiribonukleinsäuren, die Trägermoleküle der Erbsubstanz.

E

Elastin: elastisches, vor allem im Bindegewebe vorkommendes Gerüsteiweiß.

Emulgatoren: Stoffe, die die Bildung von Emulsionen

fördern und diese Verbindungen nicht mischbarer Flüssigkeiten (z. B. Öl und Wasser) stabilisieren.

endogen: im Körper selbst entstanden, von innen kommend.

endokrines (Drüsen-)System: diejenigen Drüsen, die ihre Wirkstoffe (Hormone) direkt ins Gefäßsystem abgeben (innere Sekretion).

Enzyme: Biokatalysatoren, Eiweißkörper, die durch ihre Anwesenheit biochemische Reaktionen auslösen, beschleunigen und in eine bestimmte Richtung lenken. Enzyme werden bei ihrer Tätigkeit nicht verbraucht.

Epithel: geschlossener Zellverband, der innere und äußere Körperoberflächen bedeckt.

Epstein-Barr-Virus: zu den *Herpesviren gehörendes Virus, trägt vermutlich zur Bildung bestimmter Krebstumore bei.

exogen: außerhalb entstanden, in den Körper eingeführt.

F

Folsäure: Vitamin, das v. a. in Blattgemüse, Innereien und Hefe enthalten ist. Folsäure ist besonders wichtig für den Eiweißstoffwechsel (Zellteilung, Zellneubildung), besonders bei der Bildung der roten Blutkörperchen. Folsäuremangel ist der in Europa und Nordamerika häufigste Vitaminmangel.

freie Radikale: Atome, Moleküle oder Molekül-bruchstücke, die ein freies Elektron besitzen und deshalb besonders reaktionsfähig sind. Ihrer schädigenden Wirkung auf Stoffwechselvorgänge wirken *Antioxidantien entgegen, wie z. B. *Co-Enzym Q10 oder die *Vitamine C und E.

G

Glutathionperoxidase: Enzym, das sich in den roten Blutkörperchen befindet.

Glykogen: tierische Stärke, ein Reserve-Kohlenhydrat, das in der Leber und Muskulatur gespeichert werden kann.

Granulozyten: zu den weißen Blutkörperchen (Leukozyten) gehörende Zellen mit der Fähigkeit zur *Phagozytose, haben entscheidende Rolle bei Entzündungen und bei der Immunabwehr von Mikroorganismen.

H

HDL-Cholesterin: *Cholesterin.

Herpesviren: Virenfamilie, von denen einige die Entstehung von Krebstumoren verursachen.

Herzinsuffizienz: Minderleistung des Herzens durch Nachlassen seiner Pumpkraft, führt zu Blutstauungen, Atemnot und Auftreten von Schwellungen in den

Beinen. Verursacht wird sie durch Herzklappenfehler, Herzmuskelschädigungen, Durchblutungsstörungen und Bluthochdruck.

Herzzeitvolumen: vom Herzen in einer bestimmten Zeit ausgeworfene Blutmenge in Litern, wird meist pro Minute gemessen (Herzminutenvolumen).

Histamin: ein Gewebshormon, das bei Überempfindlichkeitsreaktionen (Allergien) verstärkt auftritt und Schmerzen und Juckreiz auslöst.

HMG-CoA-Reduktasehemmer: HMG-CoA-Reduktase ist ein Enzym, das in der körpereigenen *Cholesterinbildung wirksam ist. Es wird in seiner Wirkung beeinträchtigt durch sogenannte HMG-CoA-Reduktasehemmer, das sind Medikamente, die als *Lipidsenker den Cholesterinspiegel im Blut senken sollen.

Hormone: Wirkstoffe, die schon in sehr kleinen Konzentrationen Stoffwechselvorgänge im Organismus steuern. Hormone werden entweder in *endokrinen Drüsen gebildet und erreichen über die Blutbahn ihren Einsatzort, oder sie entstehen in bestimmten Geweben (Gewebshormone).

humoral: die Körperflüssigkeiten betreffend.

Hydroxylamin: sehr reaktionsfreudige Stickstoff-Sauerstoff-Verbindung, die den Zellstoffwechsel stören und damit auch für die Tumorbildung mitverantwortlich sein kann.

Hypertonie: Bluthochdruck.

Hypophyse: Hirnanhangdrüse, am Boden des Zwischenhirns gelegen, bildet zusammen mit dem *Hypothalamus das zentrale Steuer- und Regelsystem des Organismus. Die Hypophysenhormone steuern die meisten anderen Drüsen des *endokrinen Systems.

Hypothalamus: Teil des Zwischenhirns, in dem die wichtigsten Regulationsvorgänge des Körpers koordiniert werden (Stoffwechsel, Wasserhaushalt, Wärmegleichgewicht, Herztätigkeit etc.).

Hypoxie: Sauerstoffmangel in Körpergeweben.

I

Immunglobuline: Sammelbezeichnung für Eiweißstoffe mit gemeinsamer Grundstruktur, die im Immunsystem als *Antikörper wirksam sind.

Immunotransmitter: Überträgersubstanzen im Immunsystem.

Interferone: Gruppe von Eiweißstoffen im Immunsystem, sind gegen Viren und Bakterien wirksam und an der Steuerung der *Lymphozyten und *Makrophagen beteiligt.

Interleukine: von den *Leukozyten abgesonderte Substanzen, die als Signalstoffe im Immunsystem fungieren. Interleukine stimulieren z.B. die *Lymphozyten.

Ischämie: Blutleere in Organteilen oder Organen bei zeitweiliger oder andauernder Unterbrechung der Blutzufuhr durch die *Arterien.

K

Kapillaren: die auch als Haargefäße (lat. capillus = Haar) bezeichneten kleinsten Blutgefäße, in denen der Stoffaustausch zwischen dem Blut und den Geweben stattfindet.

kardiovaskulär: Herz und Gefäße betreffend.

Karzinogene (Adj.: karzinogen): krebsverursachende Substanzen oder Faktoren.

Katalasen: Enzyme, die die Spaltung von Wasserstoffperoxid in Wasser und Sauerstoff in Gang setzen (katalysieren).

Katarakt: grauer Star, Trübung der Augenlinse.

Knallgasexplosion: heftige Explosion beim Zünden eines Gemisches aus Wasserstoff und Sauerstoff oder Wasserstoff und Luft.

Kollagen: Gerüsteiweiß, das sich v. a. im Bindegewebe, in Knochen, Knorpeln, Sehnen und Bändern befindet.

Koronararterien: Herzkranzgefäße, *Arterien in unmittelbarer Umgebung des Herzens zur Versorgung des Herzmuskels mit Blut.

Körperphysiologie: die Analyse der Lebensprozesse in den Zellen, Geweben und Organen unseres Körpers.

L

L-Carnitin: ein Eiweißstoff, der in der Säugetiermuskulatur enthalten ist (lat. caro = Fleisch); das "L" ist eine Angabe zur räumlichen Struktur eines Carnitin-Moleküls. L-Carnitin leistet und steuert den Transport von Fettsäuremolekülen durch die Zellmembranen hindurch zu den *Mitochondrien, den Kraftwerken im Innern der Zellen. L-Carnitin kann vom Körper bei optimaler Versorgung mit Nährstoffen selbst aufgebaut werden und wird außerdem mit der Nahrung aufgenommen, und zwar fast ausschließlich aus Fleisch. Als Nahrungsergänzung wird L-Carnitin von vielen Medizinern wegen des hohen Energiebedarfs vor allem Ausdauersportlern (Schwimmen, Radsport, (Ski-)Langlauf, Triathlon) empfohlen, auch im Freizeitbereich.

LDL-Cholesterin: *Cholesterin.

Leberparenchym: das spezifische, ihre Funktion bedingende Zellgewebe der Leber.

Leukozyten: Sammelbezeichnung für die weißen Blutkörperchen. Sie sind die wichtigsten Akteure im Immunsystem und zur *Phagozytose fähig. Zu den Leukozyten zählen neben den *Granulozyten, *Monozyten und *Makrophagen die verschiedenen Typen der *Lymphozyten.

Lipidperoxidation: chemische Reaktion zwischen Sauerstoff und Fettsäuren, wodurch Fettsäuren zerstört werden und Fette verderben (Ranzigwerden).

Lipidphase: Abschnitt, Bereich, in den Fette (Lipide) eingelagert sind, z. B. in den *Mitochondrien.

Lipidsenker: auch Antilipidämika genannte Medikamente, die Störungen des Fettstoffwechsels entgegenwirken, werden vor allem bei erhöhten Cholesterinwerten verabreicht.

lymphatisches System: Bezeichnung für einen Teil des Immunsystems; zum lymphatischen System gehören die Organe, in denen die *Lymphozyten gebildet werden (Knochenmark, *Thymus, *Bursa), und die Organe und Gewebe, in denen die Lymphozyten wirksam werden, v. a. die Lymphknoten und die Milz.

Lymphozyten: gehören zu den weißen Blutkörperchen (Leukozyten), befinden sich beim Menschen allerdings zu etwa 70% in den Organen des *lymphatischen Systems. Je nach ihrer Funktion im Immunsystem wird zwischen B-Lymphozyten (*Bursaabhängige L.) und T-Lymphozyten (*Thymusabhängige Lymphozyten) unterschieden (auch B- und T-Zellen genannt).

M

Makrophagen: zu den weißen Blutkörperchen gehörende Zellen, reifen im Knochenmark als *Monozyten heran, die dann in die Gewebe wandern und dort als besonders wirksame Freßzellen aktiv werden, wo Fremdkörper, Zelltrümmer oder Mikroorganismen wie z.B. Bakterien eliminiert werden müssen (*Phagozytose). Im Immunsystem arbeiten Makrophagen eng mit *Lymphozyten zusammen.

Membran: Grenzflächen in der Form sehr dünner Häutchen, bilden den Abschluß der Zelle (Zellwand) und der *Zellorganellen im Innern der Zelle; *Mitochondrien sind von einer Doppelmembran umgeben.

metabolisch: den Stoffwechsel betreffend.

Mitochondrien: Mitochondrien sind faden- oder körnchenförmige Bestandteile der Zelle (*Zellorganellen); sie sind die Zentralen der Energiegewinnung und enthalten die dafür notwendigen Enzyme.

molar: auf das Mol, die Einheit für das Molekülgewicht, bezogen. Ein Mol sind so viel Gramm einer chemischen Verbindung, wie das Molekulargewicht angibt. Der Wert der molaren Konzentration gibt an, wieviel Mol einer Substanz in einem Liter Lösung gelöst sind.

Monozyten: im Blut zirkulierende, zu den weißen Blutkörperchen gehörende *phagozytierende Zellen, wandern in Gewebe und Organe und entwickeln sich dort zu *Makrophagen (Monozyten-Makrophagen-System).

Morbidität: Krankheitshäufigkeit, vor allem bezogen auf eine Bevölkerung oder bestimmte Bevölkerungsgruppen.

Multimorbidität: gleichzeitiges Bestehen von mehreren Krankheiten.

myokardial: auf den Herzmuskel (Myokard) bezogen, zum Herzmuskel gehörend.

N

Nahrungsergänzung: Mit bestimmten Stoffen angereicherte Nahrungsmittel. Sie werden dem Körper zum Aufwerten der normalen Nahrung zugeführt, z.B. Vitamin- und Minaralstoffzubereitungen. Sie gleichen eine Unterversorgung aus, die bei einseitiger Ernährung oder in bestimmten Lebenssituationen (z.B. Schwangerschaft, Stillzeit, Krankheit, Alter) entstehen kann.

neurogeriatrische Krankheiten: altersbedingte Krankheiten des Nervensystems, z. B. Alzheimer Krankheit, Parkinson-Syndrom.

neuroprotektiv: das Nervensystem und seine Bestandteile schützend.

Neurotransmitter: chemische Substanzen, die Erregungen an den Nervenendigungen (Synapsen) weiterleiten.

Niacin: auch Nicotinsäure genanntes Vitamin der B-Gruppe, das v. a. in Speisepilzen, Hefe, Fleisch und gerösteten Kaffeebohnen vorkommt. Niacin ist Bestandteil vieler Enzyme und wichtig für den Zellstoffwechsel, die Herz-, Nerven und Verdauungsfunktionen. Die Wirkung von Niacin ist nicht mit der von Nicotin zu vergleichen.

Nicotinsäure: *Niacin.

Nitrate: Salze der Salpetersäure, kommen in pflanzlichen Nahrungsmitteln und in stickstoffhaltigen Düngemitteln vor, können sich z. B. beim Aufwärmen von Speisen oder bei der Verdauung in *Nitrite umwandeln.

Nitrite: Salze der salpetrigen Säure, können sich im Magen-Darm-Trakt zusammen mit *Aminen zu stark krebserregenden *Nitrosaminen umwandeln.

Nitrosamine: stark krebserzeugende Stoffe, entstehen bei der Reaktion von Nitriten bzw. salpetriger Säure mit organischen Stickstoffverbindungen (Aminen), z. B. im Tabakrauch und in geräucherten und gepökelten Fleischwaren enthalten.

Nukleinsäuren: vor allem in den Zellkernen enthaltene Substanzen. Die Desoxiribonukleinsäuren (DNS) sind die Träger der genetischen Informationen. Ribonukleinsäuren (RNS) bewerkstelligen z. B. die Informationsübertragung bei der Eiweißsynthese.

O

Osteoporose: altersbedingter und vorwiegend bei Frauen auftretender Knochenschwund nach der Menopause.

oxidativer Streß: besondere Belastung der Zellen und ihrer Bestandteile durch gehäuftes Auftreten sehr reaktionsfreudiger Stoffe, z. B. *freier Radikale.

P

Pankreatitis: Entzündung der Bauchspeicheldrüse (Pankreas).

Panthotensäure: Vitamin, das in fast allen pflanzlichen und tierischen Geweben enthalten ist, besonders in Ölsaaten, Nüssen und Innereien. Panthotensäure ist Bestandteil des *Co-Enzyms A.

Papillomaviren: auch Warzenviren genannte Familie von Viren. Sie verursachen zunächst gutartige Tumore der Haut und Schleimhaut, die sich allerdings zu Krebstumoren weiterentwickeln können.

Peroxidasen: Enzyme, die *Peroxide spalten und dabei molekularen Sauerstoff freisetzen.

Peroxide: chemische Verbindungen, die eine Sauerstoffkette, d. h. eine Verbindung zweier Sauerstoffatome enthalten. Sie sind sehr instabil, beim Zerfall entstehen *freie Radikale.

Phagozyten, phagozytierende Zellen: auch Freßzellen genannte, zur *Phagozytose fähige Zellen.

Phagozytose: die Aufnahme fester Partikel (z. E. Fremdkörper, Bakterien) in das Zellinnere von sogenannten Freßzellen (Phagozyten) und ihr darauf folgender Abbau. Die wichtigsten zur Phagozytose fähigen Zellen sind die Leukozyten, die weißen Blutkörperchen.

Polyarthritis: gleichzeitige Entzündung mehrerer Gelenke.

polyzyklische Kohlenwasserstoffe: Moleküle aus Kohlenstoff- und Wasserstoffatomen mit mehrfacher Ringstruktur, die z. T. krebsverursachend sind.

Prophylaxe: Verhütung von Krankheiten, Vorbeugung.

Proteine: Sammelbezeichnung für die verschiedenen Eiweißkörper, die für sämtliche Lebensprozesse unentbehrlich sind; die Bausteine der Proteine sind die *Aminosäuren.

Psychoneuroimmunologie: verhältnismäßig junge Forschungsdisziplin, die davon ausgeht, daß Nerven-, Hormon- und Immunsystem bei der Abwehr körperfremder Stoffe und Gewebe eng zusammenarbeiten.

psychosomatisch: betrifft psychische Einflüsse auf körperliche (= somatische) Vorgänge, v.a. auf Entstehung und Verlauf körperlicher Krankheiten.

Pyridoxin: *Vitamin B$_6$.

R

rad, rd: ältere Maßeinheit für die Energiedosis, heute ersetzt durch das Gray (Gy), 1 rad = 0,01 Gy.

Rezeptoren: spezifische Aufnahmeeinrichtungen für bestimmte Signale in den *Membranen der Zellen. Die Signale werden durch Wirksubstanzen in den Körperflüssigkeiten übermittelt, z. B. durch Hormone, *Antikörper, *Antigene.

S

Selen: wichtiges Spurenelement, wirkt als Bestandteil von *Enzymen zellschützend, wichtig bei der Bekämpfung *freier Radikaler. Selen ist vor allem in Fisch und Meeresfrüchten, aber auch in Fleisch, Nüssen und Ölsaaten enthalten.

Steroide: wegen ihrer gleichen chemischen Grundstruktur zusammengefaßte umfangreiche Gruppe von Verbindungen mit sehr unterschiedlichen Eigenschaften und Wirkungen. Zu den Steroiden gehören z. B. die Sexualhormone, die D-Vitamine oder die Gallensäuren.

Superoxiddismutase (SOD): ein für die Bekämpfung freier Sauerstoffradikale wichtiges Enzym, wird auch Orgotein genannt.

Supplementierung: Ergänzung.

Synthese: Aufbau einer chemischen Verbindung aus Elementen oder einfacheren Verbindungen.

T

T-Lymphozyten, T-Zellen: *Lymphozyten.

Thrombose: Bildung von Blutpfropfen in den Blutgefäßen, dadurch Behinderung des Blutflusses.

Thymus (Bries): hinter dem Brustbein gelegene Brustdrüse, die sich nach der Pubertät allmählich zurückbildet; wichtiges Organ des *lymphatischen Systems, verantwortlich für die Entwicklung und

Differenzierung der T-(= Thymusabhängigen)* Lymphozyten.

Tocopherol: *Vitamin E

toxisch: giftig.

U

Ubichinon: überall (ubiqitär = allgegenwärtig) im Körper vorkommende Substanz, anderer Name für *Co-Enzym Q10.

V

Venen: Gefäße, die das sauerstoffarme, dunkle Blut zum Herzen zurückführen.

Vitamine: lebenswichtige Wirkstoffe, die durch körpereigene *Synthese nicht oder nicht ausreichend hergestellt werden können, die also mit der Nahrung oder als Nahrungsergänzung aufgenommen werden müssen.

Vitamin B$_1$: auch Thiamin genannt, wichtig im Kohlenhydratstoffwechsel, für das Nervensystem.

Vitamin B$_6$: heute meist Pyridoxin genannt, kommt vor allen in Vollkornprodukten, Obst, Gemüse, in Leber und z. B. auch in Lachs vor. Pyridoxin ist wichtig für den Eiweißstoffwechsel, beim Aufbau der Gallensäuren und des Blutfarbstoffs Hämoglobin.

Vitamin C: Ascorbinsäure, wasserlösliches Vitamin, das im Innern der Zellen als *Antioxidans wirksam ist und das Immunsystem stärkt, bedeutsam bei vielen Stoffwechselprozessen, an der Bildung des Bindegewebes, der Knochen und Zähne beteiligt. Vitamin C ist vor allem in Früchten und Gemüse enthalten.

Vitamin E: zusammenfassend für eine Gruppe von Stoffen, die sogenannten Tokopherole. Das fettlösliche Vitamin E, hauptsächlich bestehend aus a-Tokopherol, kommt v. a. in Pflanzenölen (Weizenkeimöl) vor. Es ist ein natürliches *Antioxidans und schützt z. B. ungesättigte Fettsäuren, Hormone und Enzyme im Körper vor Zerstörung durch *Oxidation. Unverzichtbar ist Vitamin E auch als Bestandteil des Immunsystems, weil es den Aufbau von *Antikörpern und die Aktivität der *T-Lymphozyten unterstützt.

Vitamin K: auch Phyllochinone genannte Gruppe von Substanzen, die vor allem in grünen Pflanzen vorkommt, wichtig für die Bildung der Blutgerinnungsfaktoren.

Z

Zellorganellen: Darunter werden die feinen Strukturen der Körperzellen verstanden, denen verschiedene Stoffwechselleistungen zugeordnet werden können. Zu den Zellorganellen zählen z. B. die *Mitochondrien, die Kraftwerke der Zellen.

Zytochrome, Zytochromoxidase: in der Atmungskette wirksame Gruppe von Eiweißstoffen. Das

Zytochrom a, auch Zytochromoxidase genannte Enzym verbindet am Ende der Atmungskette den Atmungssauerstoff mit Wasserstoff zu Wasser.

Literaturhinweise

Dr. Emile G. Bliznakov, Gerald L. Hunt
Die Entdeckung: Energie-Vitamin Q10
LebensBaum Verlag Bielefeld

Dr. Anelies Furthmayr-Schuh
Postmoderne Ernährung
TRIAS Thieme Hippokrates Enke/Stuttgart

Prof. Dr. Dr. med. Johannes Huber
Die Hormontherapie
Ariston Verlag Genf

Dr. med. Bodo Kuklinski
Zellschutz mit Anti-Oxidantien
LebensBaum Verlag Bielefeld

einblick
Zeitschrift des Deutschen Krebsforschungszentrums
2/93
Herausgeber: Deutsches Krebsforschungszentrum
Heidelberg

Naturheilpraxis mit Naturmedizin
6/93
Pflaumverlag München

Maria-E. Lange-Ernst:

Unser Immunsystem - Was es für uns leistet und
wie wir es stärken können
Goldmann Verlag

Bluthochdruck - Kampf dem leisen Killer
Goldmann Verlag

Gesund durch Spurenelemente
Goldmann Verlag

Die Haut - unsere empfindsame Hülle
Goldmann Verlag

Vitamin E - Natürliches Lebenselexier
Heyne Verlag, München

Stop dem Schlankheitswahn
Peter Erd Verlag, München

Essen mit Lust auf Gesundheit
Peter Erd Verlag, München

Was müde Menschen mobil und munter macht
Mosaik Verlag, München

Neue Hoffnung für ernährungs-, umwelt-
und altersbedingt Erkrankte. Dieses Buch zeigt
den Weg, den jedermann ohne Risiko zur
Vorbeugung oder unterstützend bei der Behandlung von Krankheiten gehen kann.

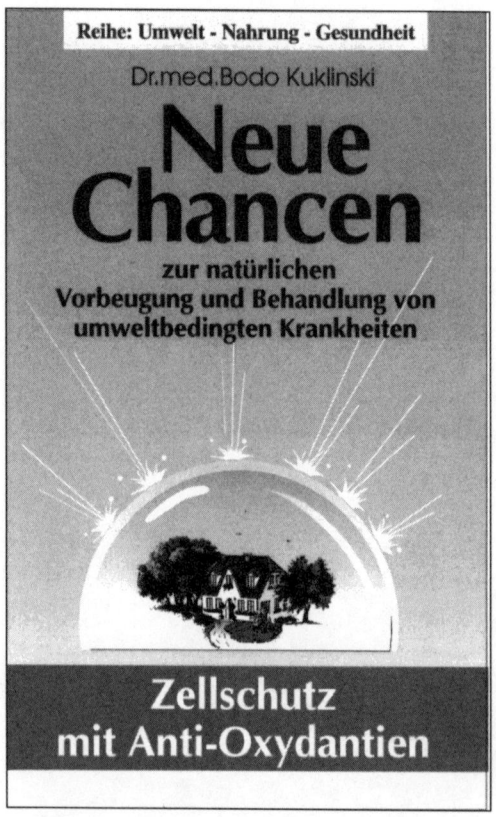

Dr. med. Bodo Kuklinski
Neue Chancen
Zellschutz mit
Anti-Oxydantien
ISBN 3-928430-04-1
Qualitätsbroschur, 250 S.

Dieses Buch ist für alle geschrieben,
die vorbeugend Entscheidendes für die Gesund-
erhaltung von Herz und Kreislauf - besonders
ab 40 - tun wollen und die dabei auf einen
natürlichen Wirkstoff, der frei von Nebenwirkungen ist, Wert legen.

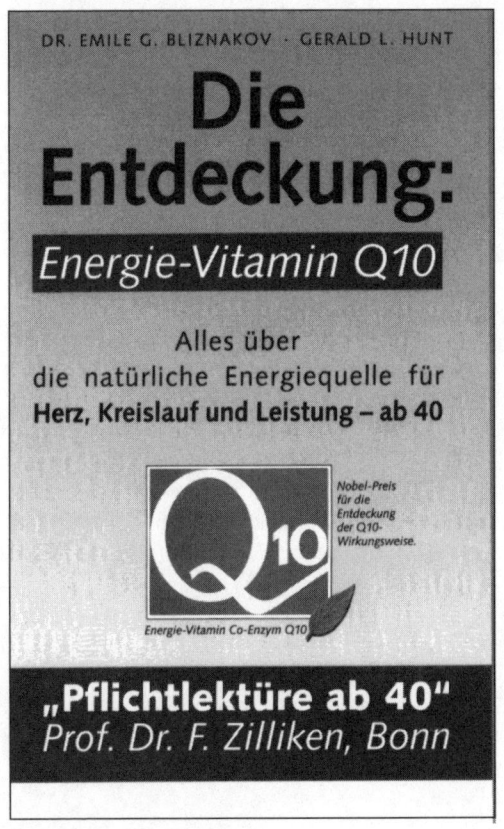

Dr. Emile G. Bliznakov &
Gerald L. Hunt
Die Entdeckung:
Energie-Vitamin Q10

ISBN 3-928430-01-7
Qualitätsbroschur, 176 S.,